从零开始学
温敷

蔡仁妤　艾利　著

U0385947

黑龙江科学技术出版社

黑版贸审字：08-2019-120

图书在版编目（CIP）数据

从零开始学温敷／蔡仁妤，艾利著. -- 哈尔滨：
黑龙江科学技术出版社，2019.7
ISBN 978-7-5388-9912-2

Ⅰ.①从… Ⅱ.①蔡… ②艾… Ⅲ.①热敷疗法（中医）
Ⅳ.①R244.9

中国版本图书馆 CIP 数据核字（2018）第 291859 号

从零开始学温敷

CONG LING KAISHI XUE WEN FU

蔡仁妤　艾　利　著

项目总监	薛方闻
项目策划	郑　毅　赵　铮
责任编辑	郑　毅　刘　杨
装帧设计	新华环宇
出　　版	黑龙江科学技术出版社
	地址：哈尔滨市南岗区公安街 70-2 号　邮编：150001
	电话：(0451)53642106　传真：(0451)53642143
	网址：www.lkcbs.cn
发　　行	全国新华书店
印　　刷	雅迪云印（天津）科技有限公司
开　　本	165 mm×230 mm　1/16
印　　张	9.5
字　　数	130 千字
版　　次	2019 年 7 月第 1 版
印　　次	2019 年 7 月第 1 次印刷
书　　号	ISBN 978-7-5388-9912-2
定　　价	42.00 元

目 录

Chapter 1
治未病先排寒，病、虚、胖、瘀一次热化解

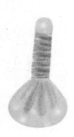

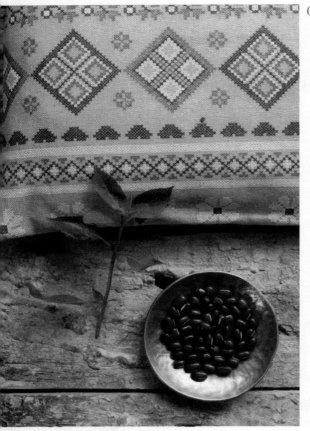

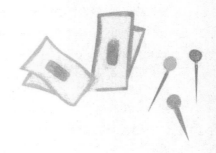

Chapter 2
不瘀不塞，通经活血必敷51穴位

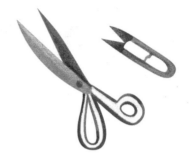

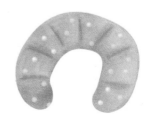

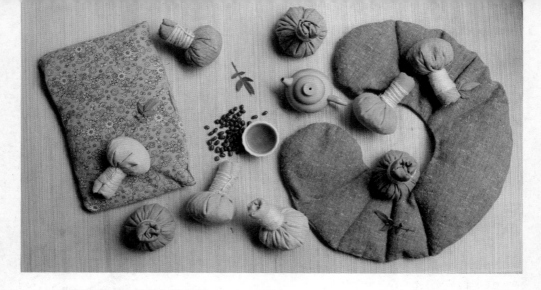

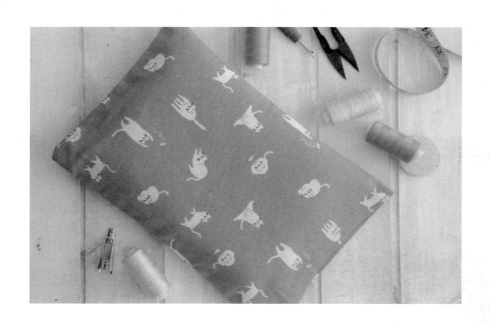

Chapter 3
排寒利器，六款功能红豆敷自己做

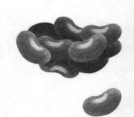

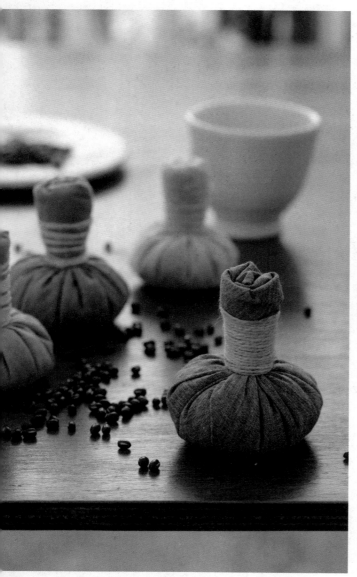

Chapter 4
每天红豆敷一下，
日常保养这样做

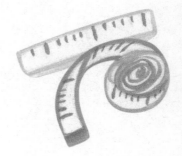

Chapter 5

预防先疗，对症温敷

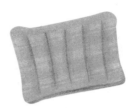

特别篇

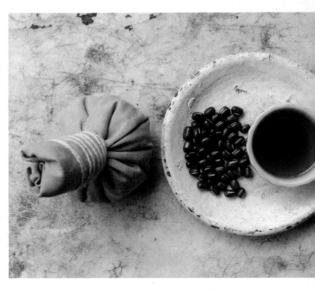

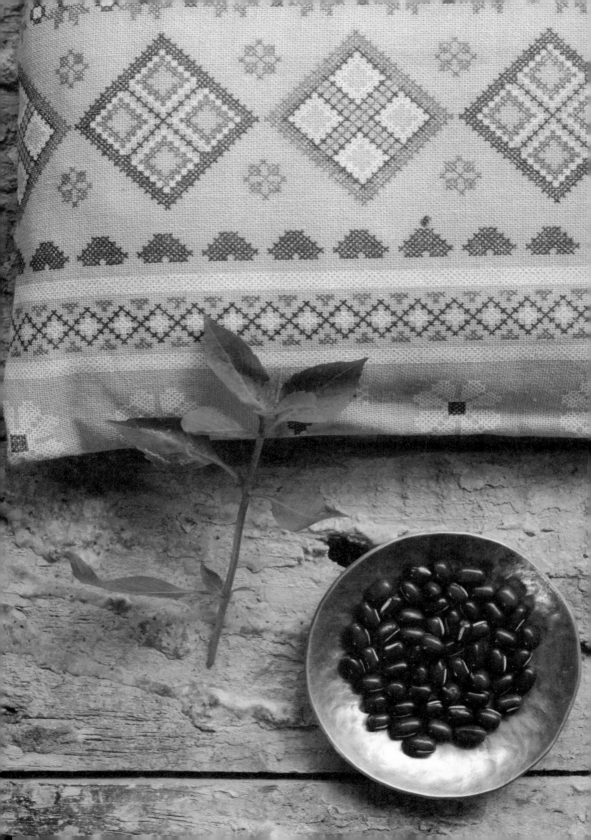

Chapter 1

治未病先排寒，病、虚、胖、瘀一次热化解

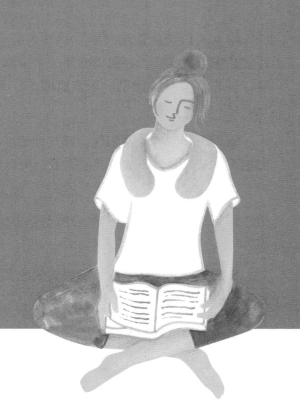

　　寒气无形无色，却真有质量。年长日久，生成的伤害不容小觑，且很容易让人疏于防备。中医特别强调寒是万病之源，是破坏人体气血阴阳平衡的杀手，连带会降低人体抵抗力与自愈力，甚至还会影响到精神层面的健康。充分了解人体寒气怎么进来，该怎么排出去，是改善体质、缓解病痛的关键。

寒是万病之源

　　很多人以为所谓的"寒"只是冬天容易感冒或手脚冰冷而已。但其实许多临床上的疾病，如肌肉酸痛、手脚麻、肥胖、各种妇科疾病（如月经不顺、经痛、多囊性卵巢、子宫肌瘤）、男性勃起障碍等，根源都可能是寒气。

　　寒为阴邪，容易伤阳气，且其性清冷、凝滞，容易使气血流动不畅。我们把人体从外到内分成好几层来看，可以发现寒气的影响无远弗届。

　　肌肤若受寒，容易使毛孔闭塞，不易出汗，体内产生的废弃物难以排出。感冒的时候，肌肤闭塞会使寒热邪气不易透散，导致一旦感冒就很严重。

　　肌肉若受寒，会造成局部肌肉紧绷甚至形成筋结，我们可能会发现某些地方易有长期肌肉酸痛或者麻木感。

　　血遇寒则凝，经脉血管若受寒，容易使血液循环变慢，形成血瘀、局部循环障碍，例如心血管疾病或是免疫疾病中的雷诺综合征。

　　关节若受寒，容易合并湿气，寒湿结于关节，缠绵难解，像是老年人的慢性关节炎。

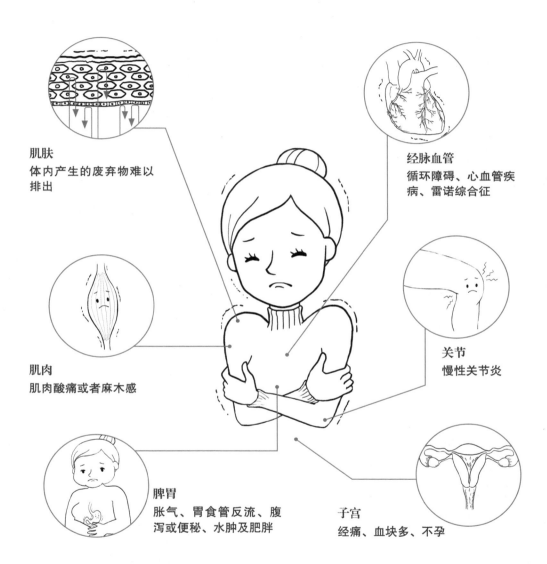

肌肤
体内产生的废弃物难以
排出

经脉血管
循环障碍、心血管疾
病、雷诺综合征

肌肉
肌肉酸痛或者麻木感

关节
慢性关节炎

脾胃
胀气、胃食管反流、腹
泻或便秘、水肿及肥胖

子宫
经痛、血块多、不孕

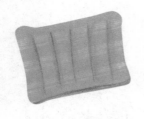

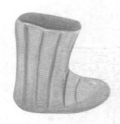

脾胃若受寒，会影响消化、吸收、水分代谢等功能，不但会出现胀气、胃食管反流、腹泻或便秘，还可能造成水肿及肥胖。

子宫若受寒，月经来潮时疼痛及血块多是不可避免的。若寒气久留不去，长时间下来还会影响到卵巢排卵及子宫的孕育功能，造成不孕。

如果能够早点了解寒气对人体的危害，并及早预防，就能减少许多身体病痛的发生。

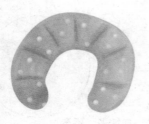

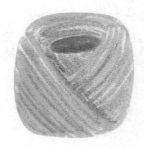

寒从何处来？ 为什么要排寒？

简单来说，寒气分为外来的"外寒"和由身体内部而生的"内寒"。

外寒

感冒时，常常会有头痛、怕冷、寒战的症状。这是因为外在的邪气进到体表所致，为外寒的一种。当免疫力强的时候，寒气很快就被驱赶出去了，所以感冒好了仍旧生龙活虎。但当免疫力弱时，寒气可能会长驱直入，影响到脏腑，这就是为什么有的人感冒拖了很久以后，体质会改变，变得怕冷、容易拉肚子、疲倦、经痛，其实，就是外寒停留在体内，久而久之伤到体内的阳气所致。

另外，像是洗完澡不擦干身体及头发、冬天穿着短裤及短裙、常常洗冷水澡、空调温度太低，都有可能让外寒有机可乘，进入我们体内。

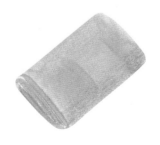

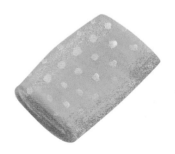

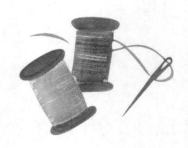

内寒

内寒，顾名思义是由体内而生的寒气，乃体内阳气不足所引起，所以又称为"虚寒"。常见的原因有饮食、过度劳累、久病、年老等。

喝太多冰饮是现代人的坏习惯，一杯冰凉的饮料下肚，腹腔及骨盆腔（如肠胃、生殖系统）的阳气马上被抑制了一半，阳虚则温煦不足，温煦不足则生寒，因为能量不够，身体的各项功能都会下降，如肠胃蠕动减少、生殖功能下降、心脏动能不够……都是阳虚寒盛的表现。

年老、过度劳累及久病也都会让身体的阳气渐渐消耗。小孩子是最不怕冷的，因为从爸爸妈妈身上得到足够的阳气，但当年纪渐长后，阳气会逐渐衰退，尤其是更年期以后衰退速度更快，如果又没有好好保养、过度劳累，就容易让身体变成虚寒体质。

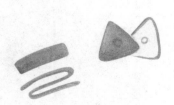

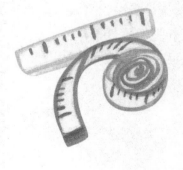

寒气致病机制是什么？

❶ 寒凝血瘀：冬天的心肌梗死

急性心肌梗死为什么容易发生在冬天及深夜？

冬季及深夜是人体阴气较盛、阳气较弱的时间，此时寒邪容易侵袭人体，导致血管收缩、经脉挛急、血液处于凝滞状态，所以血液流动不顺畅，进而瘀滞成血栓，堵塞住脑部血管就造成脑中风、堵塞住心脏血管则形成心肌梗死。简单地说，血得温而行，得寒则凝，体温较低的人血脉容易堵塞。

寒气造成血液瘀阻、循环不畅的疾病还有很多，例如不少患有子宫肌瘤、经痛、不孕的女性，也同时有怕冷、手脚冰冷的症状，这是因为寒气造成子宫微循环差，瘀阻日渐累积，形成肌瘤；气血瘀阻也使得卵巢功能不足，排卵不顺、卵子不够成熟，不易受孕。好不容易受孕了以后，又因为子宫内膜得不到足够营养、内膜厚度不足而容易流产。

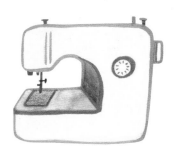

❷ 寒湿痰阻：为何水果会越吃越胖？

水果在大多数人的心中都是健康食物的代表，但大家知道许多水果的属性都是寒性的吗？长期食用寒性的水果，就跟每天喝冰饮一样，会造成脾胃虚寒，更严重者，寒气累及肾，会形成脾肾阳虚体质，开始出现手冷脚冷、腰酸脚软、虚弱无力症状。

脾和肾，是代谢水分的两个重要脏器。一旦阳气不足，脾和肾对于水分的代谢能力会下降，代谢不掉的水分形成痰湿留在身体里，而脂肪，就是湿气的一种表现。痰湿性黏腻而不易去除，一旦痰湿上身，就很容易一直跟着我们。所以中医有一句话叫"肥人多湿"，指的就是痰湿。

临床上有患者为了减重，不吃淀粉，改吃大量的水果及青菜，结果体脂肪却越吃越高。

一问之下，这位患者不仅每天吃两颗奇异果，夏天常搭配西瓜、冬天搭配橘子，这些都是再寒不过的水果了，几个月下来体质越吃越寒湿，不仅下肢水肿越来越严重，白带量也变多，循环差了，怎么瘦得下来？

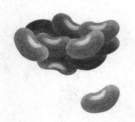

❸ 寒主收引：落枕、抽筋及关节炎

收引即收缩、牵引的意思。跟热胀冷缩的原理一样，我们的肌肉、关节受寒时容易收紧，影响最大的地方在颈部和腿部的肌肉。颈部的风池、风府穴为外寒进入体内的两个入口，所以很多人在天气突然变冷时容易落枕，就是因为寒气借由这两个穴位进入，使颈部的胸锁乳突肌、斜方肌等肌群紧绷，紧绷则气血阻滞，阻滞不通则痛，所以出现疼痛、脖子无法灵活运动的症状。这个时候其实只要找到颈部僵硬的筋结点，加以温敷按压，疼痛僵硬症状即可改善。

膝关节炎在古中医中称作"痹"，许多人在天气冷时关节会痛、酸胀且无力，是因为寒湿之气侵袭关节，造成经脉挛急紧绷，又称作"寒痹"或"着痹"（这种关节炎并不会红肿或发热）。尤其是当年纪渐长，体内肾阳越趋不足，无法温煦腰膝时，更容易发生。

寒邪客于关节时间久了，会造成慢性关节炎，此时也有可能出现关节变形的现象。（然而，临床上也有许多关节炎病例是因骨架歪斜，造成关节错位摩擦，必须先请医师诊断后再行处理。）

寒底、热底、寒热交杂?
多种体质一次搞懂!

常常有患者询问："医生,我冬天手脚都很冰,是不是'冷底'?"其实通常所说的"冷底",就是所谓的寒性体质,也就是几乎全身体质属性都是寒的;那么"热底"是什么呢?就是指几乎全身体质属性都是热的。但除了单纯寒或单纯热体质之外,有许多人的体质为寒热交杂的。这里要教大家通过症状来简单辨别自己的体质类型。

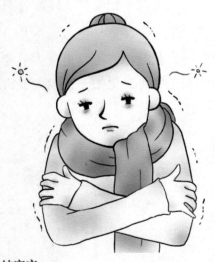

纯寒底
面色青白或黯黑,黑眼圈,倦怠、无神、虚弱、想睡觉、舌色淡白、怕冷。

纯寒底

寒底的人,可以用17页的"人体内寒气检测表"来做检测,如果你的寒气检测表中【体感特性】分数大于10分,基本上就是偏向寒底体质。寒底的人很怕冷,看起来脸色较青白,容易有黑眼圈,整个人给人的印象较无神、倦怠、虚弱,整天都很想睡觉,舌头颜色比较淡白,舌体则可能是胖有齿痕,或是瘦小。

非常推荐寒底的人用温敷做日常保养，除了局部温敷外，也可以常泡温水澡或足浴来加强温暖身体。

纯热底

热底的人，给人的印象是比较有精神、亢奋的，形态也较为强壮。看起来面红耳赤，嘴唇、舌体偏红，容易口干舌燥及口臭，小便颜色偏黄或有泡泡，皮肤容易出油，易冒红肿型痘痘，或是有脂溢性皮炎，怕热且容易有体味。

热底的人如果有上面提到的症状，也能用局部温敷加强循环，但要注意水分的补充；如果有燥热的感觉，温敷的时间可以缩短，在温敷的前后也不要吃容易上火的食物（辣椒、蒜头、洋葱、油炸食品、烟酒）。

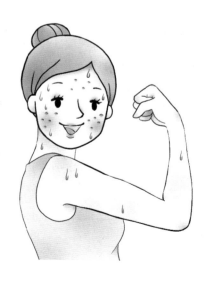

纯热底
怕热、多汗、面红耳赤、口舌偏红，口干舌燥及口臭，小便偏黄或有泡泡，油性肤质，易有体味。精神亢奋、强壮。

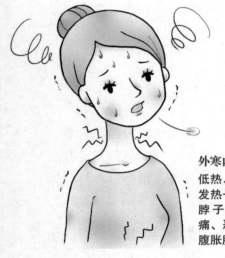

外寒内热
低热、感觉一会儿
发热一会儿发冷、
脖子紧、头晕头
痛、恶心、乏力、
腹胀腹泻。

寒热交杂

❶ 外寒内热：寒包火

在这个冷气盛行的时代，许多人在夏天会出现"外寒内热"，也就是所谓"寒包火"的体质。这种体质发生在身体很热、流汗的情况下，突然进入低温的冷气房或冲冷水澡，瞬间低温造成体表及肠道的微血管急速收缩，身体难以散热而引发中暑不适。

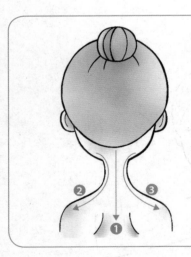

刮痧

肩膀先涂一层油性介质如乳液、凡士林，再拿刮痧板（也可用瓷汤匙或硬币）从颈肩交界处正中间开始，直下刮至上背15次，再来换从左边枕骨自左肩往下刮，也重复15次。最后换右边肩颈，一样刮15次。刮至皮肤表面出红色痧点。出痧后请喝一杯温水，再利用本书后面介绍的肩式红豆披枕温敷肩颈部10分钟。

症状包括低热、感觉一会儿发热一会儿发冷、脖子紧、头晕头痛、恶心、乏力、腹胀腹泻等；常发生在屡次出入冷气房的族群，例如业务员、送货人员。

常常发生此状况的人，应采用解表散寒法，可以先在颈部刮痧，待出痧后，喝一杯温水再稍作温敷，注意温敷温度不可过高，让汗慢慢渗出来，体表的寒气自然会散去。

❷ 外热内寒

外热内寒顾名思义为热在体表、寒在体内的类型。可以见到发热、头痛、咽喉肿痛、咳嗽等表热症状，又同时有腹部冷痛、大便稀软、小便清长的内寒症状。

外热内寒常常在寒性体质的人得了热性感冒时发生，此时热邪入侵体表，但是身体本质却仍是寒性的；这类型的人，因为身体寒气重，抵抗病邪的能力并不强，所以感冒容易拖延较久。治疗原则为先清表热，再用温补的药物补虚排寒。

外热内寒的人若要温敷，最好等外在的热邪都排除了，也就是发热、头痛、咽喉肿痛、咳嗽等表热症状都没有了再行温敷，以免火上加油，加重表热症状。

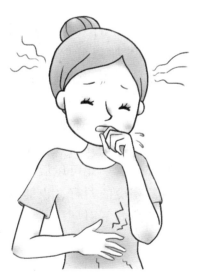

外热内寒
发热、头痛、咽喉肿痛、咳嗽等表热症状，又同时有腹部冷痛、大便稀软、小便清长等内寒症状。

注：中医还有另一种外热内寒，是指在病重的状态下，体内阴寒过盛，把阳气格拒于外，出现内真寒而外假热的症状，又可以称作"真寒假热""阴盛格阳"，属于较危急的症状。

❸ 上热下寒：长痘痘跟拉肚子

学过简单物理的人一定知道，热空气会向上升，冷空气会向下降，人体中的寒热之气也是一样。如果体内寒热失调，有寒又有热，热邪会倾向往上半身走，寒邪会倾向往下半身走。这也是为什么较常见到"上热下寒"体质，而非"上寒下热"体质。

有些患者脸上会冒痘痘，容易嘴破、口干舌燥，常常很想喝冰凉的东西，但是一喝下肚却又肠胃不舒服、拉肚子，而且夜晚容易尿频。这类型的患者通常是心肺胃有火，但是脾肾却是虚寒的。

此类型的人温敷的时候，可以加强肚脐以下穴位的温敷，例如腹部的关元穴、气海穴，腰部的肾俞穴、八髎穴，下肢的三阴交穴、太溪穴，并避开肚脐以上的部位。如此可以温暖身体下部寒冷的器官，也能把上部的热向下引导，减少上部热的作用。

上热下寒

上热 痘痘、脂溢性皮炎、油性肌肤、嘴破、口干舌燥、口臭、心烦气躁。

下寒 手脚冰冷、下腹冷痛、腹泻便溏、小便清长、尿频、白带多而呈水状、闭经、痛经、月经淋漓，或宫寒不孕、性欲淡漠。

身体阳气的卫兵——卫气

身体有一个护卫阳气的士兵，叫作卫气，其属性为阳，又叫卫阳。卫气是由脾胃吸收来的养分和肺部吸进来的气所形成，平常不分日夜地运行在我们的身体中。卫气的功能很重要，它能够在我们的肌表形成防卫，抵御外在邪气的入侵，在有邪气进入的时候，也可以把邪气赶走，就像西医中免疫系统、白细胞的功能一样。有了充足的卫气，才不容易被外在的细菌、病毒感染，就算生病了，也能很快好起来。

卫气的第二个功能是调节身体体温。卫气可调节皮肤肌理的开合，调控汗液的排出；通过调控汗液的排放，让身体维持在稳定的温度。充足适宜的卫气像阳光一样，能够温养脏腑、肌肉、皮毛，维持脏腑进行生理活动所适合的温度条件。当卫气不足，体温下降，各个脏腑的活动功能都会缓慢不振，也因为调节体温的能力下降，一旦外在寒热变化较大，就容易生病。

卫气通过膀胱经分行于诸阳经，所以膀胱经的阳气应该是最足的，如果膀胱经运行之处如后颈、背后脊椎两侧、大腿小腿后方、脚跟容易发冷或紧绷，就是一个警讯，表示卫气、阳气不够了，必须好好审视自己的生活习惯及饮食方式。

刚刚提到，卫气是由脾胃吸收来的养分和肺部吸进来的气所形成，所以，健康饮食，经常吐纳调息、呼吸新鲜空气，保持身体温热，就是保养卫气最好的方式。

养生坚守：每天遵循排寒法则

中医有种说法，要以"暖身"来治"未病"，也就是平时就该注意保养，使身体维持最适当的体温，积极防范病灶的形成。只要小病不反复，大病就不沾身。在身体不适的小症状还没有出现之前，先把身体调理好，让身体处在"暖平衡"的状态，才能抵抗寒气的入侵。

大部分人都是因为身体出现问题，才意识到寒气对身体的损害，从而开始排寒，需要排寒的时间自然较长。排寒除了对生理健康有帮助之外，对于心理层面的情绪、想法也都有正面作用。因为气滞血瘀等生理的病痛状况改善了，人的心情也会跟着变轻松，想法也会变豁达。

下面有简单检测自己体内受寒程度的表格，勾选项目越多，表示体内寒气越重，大家可以依照自己体内的寒气多寡来调整排寒暖身的频率及方式。

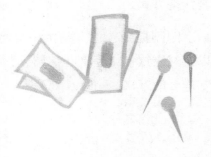

30秒冷宫现形——人体内寒气检测表

体感特性

☐ 温度调节能力差，特别怕冷怕风
☐ 睡前或起床有鼻过敏或气喘状况
☐ 手脚冰冷
☐ 生理期水肿、腰腹痛、月经血块多（女性）
☐ 白带色白且多（女性）
☐ 男性勃起障碍
☐ 身体有某部位长期酸痛
☐ 筋缩，身体僵硬紧绷感
☐ 手脚容易麻
☐ 腰腿酸软无力
☐ 大便稀软
☐ 尿频
☐ 不常喝水也不会觉得口渴
☐ 冬天冷得睡不着
☐ 喜欢喝热饮

饮食习惯

☐ 常吃寒性水果或摄食生冷蔬菜过量（注：寒性饮食请见附录饮食属性表）
☐ 白开水一天的饮用量不到体重乘以40毫升（不含其他水分摄取）
☐ 常喝冷饮
☐ 爱喝啤酒

日常活动

☐ 有游泳习惯
☐ 一周运动时间累计不超过90分钟
☐ 夏天待在有冷气的空间超过7小时／日
☐ 在家不穿拖鞋或袜子，赤脚踩在地板上
☐ 冬天仍穿短裤或短裙
☐ 洗完头不会马上吹，或不会吹到全干
☐ 夏天洗澡后吹电风扇或冷气
☐ 洗冷水澡

选项指数计分

· 勾选0~7个项目者为轻度，每周温敷1次，或感觉不适时温敷即可。
· 勾选8~15个项目者为中度，每周温敷3次，并局部加强。
· 勾选16个项目以上，建议每周温敷至少5次，每次不少于20分钟。

温敷：提高气血动能、驱除寒气

温敷法古代称之为"熨"，可以分为药熨、烫熨、酒熨、葱熨、铁熨、土熨等。主要作用是"透热"，也就是通过加热，让药物的药效发挥出来，并且用热能提供动力，推动有效成分进入人体经络，输布全身。有温经通络、活血化瘀、散寒止痛的作用。熨法在上古之时就被拿来治疗各种疾病，如《史记·扁鹊仓公列传》记载："上古之时，医有俞跗，治病不以汤液醴酒，（而以）镵石、挢引、案抚、毒熨……"写明上古时期的医家俞跗，治病是不用内服药的，而是以针灸、推拿、药物温敷来为患者治病，大部分都有很好的效果。

事实上，很多身体上的不适在了解问题的根源后，先行温敷或调整饮食，就会有很好的改善。因为温敷简单方便，可以在家每天做，如果没办法解决，再使用药物治疗。

温敷又可分为湿温敷和干温敷。湿温敷是将毛巾或布放入温热中药煎出液中，拧干后敷在身体特定部位，通常会在推拿后进行。人们平时因为不方便常常煎药，加上湿温敷散热很快，毛巾一下子就凉了，需要一直进行浸泡热药液的动作，也容易沾染衣物，所以一般很少在家中自行操作。干温敷如本书介绍的红豆枕，或是热水袋、暖暖包等，利用不同的介质来保热及传热，并加入中药来做治疗，一般操作较方便，且随时随地可以使用，不会沾染衣物。

懒人热运动，轻松获取最天然的精气神

寒气影响的范围很广，但因为年龄、体质与生理状况不同，所以每个人受寒的情况不一。大家都知道运动、训练肌肉对身体好，能够提高身体热能，但真正具有规律、有效的运动习惯的人并不多，加上有些体质虚弱的老人、病人行动不便无法运动，这时"被动的运动——温敷"就能发挥很大的作用。

温敷可以借由体外供给的热能来提高体温，达到扩充组织血管，增加循环及代谢功能的目的，同时也能放松紧张的肌肉与神经，帮助经络气血通畅与缓解酸痛。女生时常温敷小腹，可以加强子宫的收缩能力，使经血顺利排出。

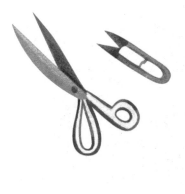

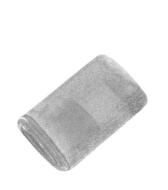

一把红豆一块布就可以温敷

为患者治疗时，除了服药及针灸，我常常会请病患在家做温敷保养，仔细询问之下才发现有许多患者家中并没有温敷的工具，也不知道温敷从何做起。中医精神法于自然、取用于自然，天然的成分在生长茁壮时获得的能量是任何科技无法取代的，而随手可得的"红豆"就是一个很好的温敷媒介。

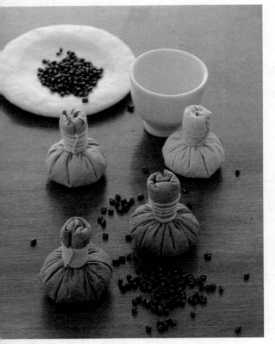

抓一把红豆，放在一块舒适亲肤的棉布中，将棉布四边收拢，用棉绳捆起来，就是一个独一无二、专属于自己的温敷袋。

红豆的淀粉比例比黄豆高，是豆类中含水量最少的，所以不易散热，放热缓慢，保温的效果很好，依温敷袋大小不同可以保温二十分钟至一小时不等。此外，红豆属于一种很温润的药材，能够帮助调整身体功能，适合全家大小使用。

助眠安神

红豆又名赤豆，色红能入心，李时珍给红豆取了一个浪漫的名字"心之谷"，顾名思义就是红豆能活化心脏，补心血、安心神。生红豆加热后会产生一种温和舒缓的香味，有镇定、安神的作用，有助于入眠。

利水消肿

红豆能够利水，在古代就被拿来作为小便不顺、脚水肿的食疗材料，如红豆薏仁汤。因其性平和，利水又不伤正气，且能够补脾胃，所以对肠胃虚弱而引起的水肿病患特别有帮助。

活血化瘀

红豆有补血活血、去瘀生新的作用，做成温敷袋使用，对于长年的肌肉酸痛有活血化瘀的功能。另外像经期血块多、常常经痛的女性，或是末梢循环差、手脚冰冷的人，外敷内服红豆也能够有温通经脉的效果。

随身带着走

红豆温敷袋没有电线的牵绊与电源的影响，可以依照身体不同部位，如背部、肩膀、关节、头脸、腰腹、臀腿等制作合适的尺寸，也能利用绑带固定在身体上，方便进行其他活动，用法简单、保温效果好、安全性高，加上能重复使用，可说是天然又环保。

· 脸部或局部按摩可使用点揉手持红豆球。

· 外出或活动时可以使用红豆暖手套。

· 睡觉时可使用数个枕型红豆敷，盖上棉被或电热垫，方便躺卧时长时间温敷。

· 使用电脑或居家时可使用袜式脚套与肩式红豆披枕，方便行动。

· 眼周可使用红豆舒压眼罩。

红豆温敷袋的优点

· 天然蒸汽保温力强
· 可重复加热三百至五百次
· 微波加热，用法简单
· 温热效果持久
· 香味迷人有减压作用
· 可依不同部位选择不同类型的红豆温敷袋

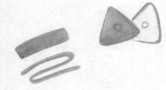

温暖倍效的香草与中药

红豆温敷袋除了以红豆为主要材料，还能加入一些复方材料发挥更多功效。

放入中药材的红豆温敷袋，加热后药力会随着热力深入脉络穴位，也会释放出挥发物质，透过呼吸刺激嗅觉神经，传至大脑中枢，调节神经活动与内分泌，由外而内帮助人体调理。

原则上建议选择温热性的中药材搭配红豆温敷袋使用，但孕妇与皮肤易过敏的人要小心避免使用过于刺激的药草。药草或香草最好使用干燥品，剪成小块状后放入棉袋，再放进红豆枕中一起加热，温敷的效果更好。

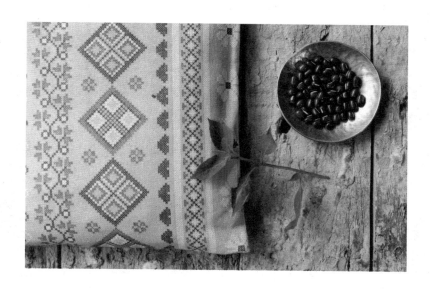

- 生理期的女性可以使用艾叶、延胡索或芍药、玫瑰缓解经痛。
- 手脚冰冷、循环不佳的人可以使用川芎、干姜、薰衣草、桂枝活络筋血。
- 肠胃不容易消化、会胀气的人，可以加入陈皮、山楂、丁香，有理气消胀、消食化积的功能。
- 容易紧张、压力大的人，可以加入鼠尾草、薰衣草舒缓神经。
- 不易入睡、浅眠的人可以加入猫薄荷、鼠尾草，这类香草加上红豆特有的香气，有很好的放松交感神经的效果。
- 老年人关节痛，可以加入威灵仙、细辛、干姜、怀牛膝。
- 早上容易水肿的人，可以加入荷叶、紫苏叶、陈皮，能够加强利水消肿功效。
- 容易头痛的人，可以加入川芎、细辛、迷迭香、香茅，能够祛风止痛，促进脑部血液循环。

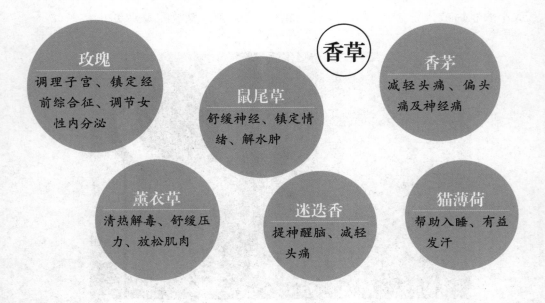

香草

玫瑰
调理子宫、镇定经前综合征、调节女性内分泌

鼠尾草
舒缓神经、镇定情绪、解水肿

香茅
减轻头痛、偏头痛及神经痛

薰衣草
清热解毒、舒缓压力、放松肌肉

迷迭香
提神醒脑、减轻头痛

猫薄荷
帮助入睡、有益发汗

中药

桂枝
发汗解肌、温通经脉、助阳化气

紫苏叶
发汗解表、行气宽中

怀牛膝
补肝肾、强筋骨、活血

细辛
祛风散寒

威灵仙
祛风湿、通经络

延胡索
行气、活血、止痛

艾叶
温经止血、散寒调经

陈皮
理气健脾，燥湿化痰

芍药
养血调经、益脾、减少平滑肌痉挛

干姜
益气助阳、温经止血、解血虚寒凝

山楂
消食、活血、行气、化瘀

丁香
温中降逆、散寒止痛

川芎
活血行气、祛风止痛

荷叶
治暑湿泄泻、眩晕、水气浮肿

红豆敷初体验——加热方式、时间与注意事项

不限红豆品种，有机的比较好

红豆是可做药用的作物，因此最好选用有机无毒的产品，若采买一般市场卖的红豆，可以在使用前微波加热、冷却、再微波加热，重复3~5次后再进行温敷，这样会让残留的农药挥发快一点，加上氧化反应逐渐分解农药，使用上比较安全。

不须太热，有温就有效

很多人以为温敷的温度越高越好，其实身体越寒的人，越不该突然使用温度太高的温敷袋。最好一开始比体温略高，待3~10分钟后再慢慢提高温度，突然的爆汗不是件好事，让身体慢慢加热、慢慢出汗，才能由外到内均匀受热。

每个人对温度的耐受度不同，本书后面的章节给出了一般状态下的建议温度及加热时间，但最好找出自己感觉最舒服的温度进行温敷，效果最好。

四时温敷皆有其意义

温敷从早到晚都可进行，一次时间约30分钟，30分钟后可以换另一部位温敷，或是休息10分钟后再进行同一部位温敷。若环境、条件不允许，可分段温敷，每次至少5分钟。起床时温敷可消除水肿，唤醒僵硬的肌肉；睡前温敷可松弛紧张的神经与肌肉，代谢白天身体累积的废物。

冬天时，外在环境寒冷，阳气闭藏于体内，不容易到达四肢，所以我们的四肢会特别容易感觉冷，在冬天温敷，有温经通络、提振体内阳气、散寒

温敷禁忌与注意事项

温敷前后要注意水分补充，温敷时温度应控制在40~48℃，婴幼儿或老人建议温度略低，为39~45℃，可再依每个人的耐受程度进行调整。某些部位要特别小心，如手脚的皮肤较厚，所以对热的耐受度较高；皮肤较薄的部位如脖子，对热的耐受度就较低，因此需要特别注意温度不可太高，以免烫伤。

温敷的好处很多，但仍有一些状况必须避免，瘫痪者或糖尿病患者等对温度感觉迟缓，比较容易因过度加热无危机感而导致烫伤。孕妇敷于肚子周围时，则可能影响到胎儿，也要特别小心。帮婴儿温敷必须由大人操作，亦须小心控制温度。有外伤、出血性疾病、急性炎症、皮肤炎、血栓静脉炎者也都不适合温敷，最好请教医师或依其指示操作。

除痹的作用。夏天更应该温敷，中医讲求冬病夏治，夏天温敷能让阳气通过经络的气血直达病处，标本兼治。尤其是最热的三伏天，更是一年之中补充元气与阳气最好的时机，对因寒气入侵引起的各种疾病，如过敏性鼻炎、气喘、经痛与久治不愈的酸痛，有很好的舒缓作用。

注：三伏是农历中夏季长达三十天或四十天的一个时段，是初伏、中伏、末伏的统称，为一年中最热的时节。

微波、电锅加热二选一

加热红豆温敷袋，微波炉为首选，因其便利快速，且红豆受热较均匀。使用微波炉加热，切记不能有任何金属材质，也不要使用尼龙或化纤材质，以免高温释放有毒物质。温敷袋放入微波炉中加热，依红豆量多寡不同，加热的时间也不同。因为每台微波炉的功率也会有些许不同，刚开始使用的人，最好测试几次，找出自己家里微波炉最适合的温度和加热时间，再开始尝试使用。温度掌握不好时，可使用红外线温度计测量，或分段加温，调整到最适宜的温度再使用。

如果没有微波炉，可以使用电锅，将红豆温敷袋放置于干燥内锅中，外锅则不需放水，按下加热，待其跳起后再重复按下加热2~5次，使温敷袋受热均匀即可。

微微出汗最有效

因为毛孔汗腺是排出废弃物、寒气的出口之一，所以温敷过程中少量出汗，是身体加强代谢、排除废弃物及寒气的自然过程，不须太过担心。出汗的量以肌肤微微湿润为宜，若温敷部位或全身突然大汗淋漓，可能是温敷提供的能量大于身体能接受的程度，也就是所谓"虚不受补"的情形，这时候须先暂停温敷，稍作休息及补充水分。若要再进行温敷，则须将温度降低，待身体适应后再慢慢提高温度。

多喝温水与养生茶

由于温敷时可能会有出汗的情形，此时要注意适时补充水分。温敷后30分钟内宜补充300~500毫升的水，以避免水分流失，也能够增加体内血液循环并帮助废弃物排出。

温敷前后，忌喝冰水与含糖分的饮料，最好饮用微温水，也可自制养生茶饮、花草茶等，例如甘草菊花茶、麦茶等，帮助解渴与提升口感。

用舒服耐用的布材呵护肌肤

温敷需要高温加热，最好避开尼龙、合成纤维材质或混纺制机能布料，选择纯棉、棉麻等天然布料。棉布不像其他化学混纺布料接触皮肤时会产生不舒服的刺痒感，棉布透气性较好，而且因为需要经常加热，棉布柔软强韧的纤维特性也使其不易变形或松弛。另可使用现成的毛巾、袜子、衣服与布质袋子来剪裁制作。

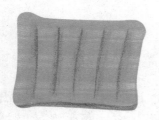

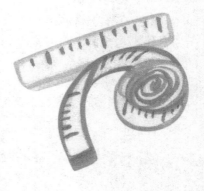

Chapter 2

不瘀不塞，通经活血必敷51穴位

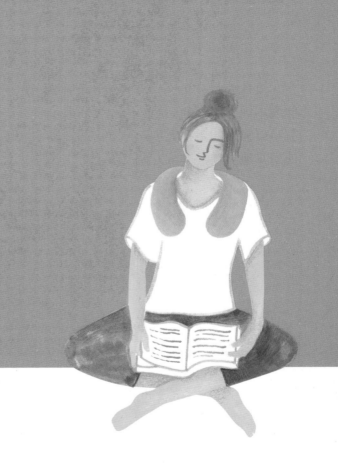

　　保持适当体温，避免一再受寒，是维持健康的基础工作。红豆穴位温敷不但简单便利好操作，也能够因时、因地、因部位调整温敷的时间及强度，非常适合现代人用于平时的保养。那么，现在就"集中火力"，一起用热力体验人体神奇的解病密码吧！

用手指量尺找到正确的身体穴位

　　身体穴位要怎么找到，方法不难，运用手指头就可以。因为每个人高矮胖瘦不同、肢体的长度也不同，所以度量寻穴我们使用"同身寸"为单位，就是以自己的手指宽度为标准，而非公制或英制的寸，不但准确，也不需要使用其他工具，非常方便。

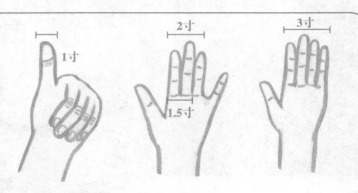

1寸：大拇指第1指节的横宽。

1.5寸：食指、中指的总横宽（以食指第2节横向量度）。

2寸：食指、中指及无名指的总横宽（以食指第2节横向量度）。

3寸：食指、中指、无名指及小指的总横宽（以食指第2节横向量度）。

温敷袋形式变化与使用部位配搭

　　人体的构造非常精妙，各种脏器、肌肉、骨骼，以及虚形实存的复杂气血循环系统，彼此间形成经络与穴位，为中医养生治病的重要根源。人体有十二条经脉和奇经八脉，共有几百个穴位。为了便于大家日常实践，本书找出施用热敷保养最具效益的51个穴位，只要按照本书的方法对相应穴位进行温敷保养，身体一定会日益健朗起来。

　　由于51个穴位分别位于人体的头、胸、腹、腿、手、脚等各部位，温敷袋也可做成各种方便使用的变化形式和配件，包括以下六种：点揉红豆球、枕型红豆敷、肩式披枕、袜式脚套、舒压眼罩、暖手套。书后有详细的制作版型介绍，让大家可以轻松制作自己专属的红豆温敷袋。

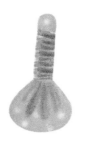

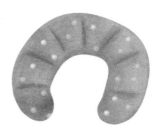

01
头部

风府
解头风寒毒的重要门户

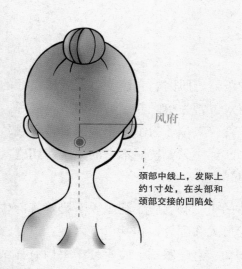

风府

颈部中线上，发际上约1寸处，在头部和颈部交接的凹陷处

穴位位置

● 颈部正中线上，发际上约1寸处，在头部和颈部交接的凹陷处。

● 又叫"鬼穴"，意思是湿冷水气易聚散的位置。

俗话说"神仙也怕脑后风"，因为后脑及颈部交会处是最容易受风寒邪入侵的地方。其中风府穴又是寒气进入头部的关键点，冬天戴围巾包覆这个部位挡住冷风，就不容易受风感冒。

感冒、落枕、洗完头没吹干湿气造成的头痛，可以温敷风府穴促进寒气排出，敷后会觉得头脑特别清醒，不再昏昏沉沉。

这个穴位是不宜艾灸的，但可以温敷。头部的穴位不适合用太高的温度热敷，最好以较低的热度延长温敷时间。

使用工具
点揉红豆球　30~40s

温敷时间
每次5~10min

加热功率
700W

风池
对付后脑颈部疼痛最有效

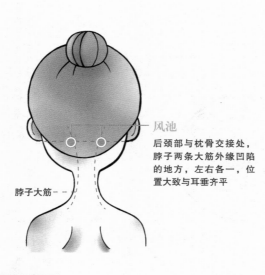

风池

后颈部与枕骨交接处，脖子两条大筋外缘凹陷的地方，左右各一，位置大致与耳垂齐平

脖子大筋

穴位位置

● 后颈部与枕骨交接处，脖子后方两条大筋外缘凹陷的地方，左右各一，位置大致与耳垂齐平。

● 有足少阳胆经、手少阳三焦经、阳维脉等三条经脉在这里交会。

● 又叫"热府穴"，受热会将水湿寒气化散为阳热，输送到头颈部位。

"风为百病之长"，吹了风，寒气入侵，风池穴常会有胀痛感，若是此处阻塞，使气血无法上达头部，也会有头痛、头晕甚至耳鸣的症状。此时温敷风池穴可驱逐寒气、使气血畅通，对于这些症状有很好的改善。

风池穴为颈部斜方肌与胸锁乳突肌之间的凹陷处，使用手机、电脑姿势不正确而导致的颈肩酸痛，热敷及按压风池穴有放松颈部肌肉的效果。

过敏或受寒导致的鼻塞，可以温敷风池穴及迎香穴各10分钟，再按揉迎香穴3分钟，鼻子很快就会通了。

使用工具	温敷时间	加热功率
点揉红豆球　30~40s	每次10min	700W
枕型红豆敷　3min~3min20s	一天2~3次	

03 百会
头部　全身阳气的发电机

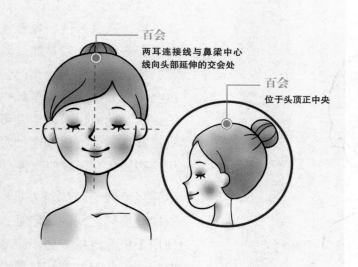

百会
两耳连接线与鼻梁中心
线向头部延伸的交会处

百会
位于头顶正中央

穴位位置

● 位于头顶正中央，两耳连接线与鼻梁中心线向头部延伸的
交会处。

● 与头部最敏感的部位相通，受刺激能活化大脑皮质。

● 俗称的"天灵盖"，是治疗中风的重要穴位。

百会穴是诸阳的首穴，常常温敷百会穴，能帮助提振全身的阳气。对于生长中的孩子，每天温敷揉按百会穴能帮助孩子长高、身体强壮。

常常头昏脑涨，思考时脑筋卡住转不过来的人，温敷百会穴能活化脑部功能、醒脑开窍。也有研究显示，刺激百会穴能改善老年性痴呆以及血管性痴呆的问题。

使用工具
点揉红豆球　30~40s

温敷时间
每次10min
一天2~3次

加热功率
700W

太阳
甩开反复发作的偏头痛

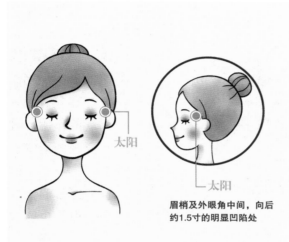

太阳

太阳

眉梢及外眼角中间，向后约1.5寸的明显凹陷处

穴位位置

● 位于头部侧面，在眉梢及外眼角中间向后约1.5寸的明显凹陷处。

● 为顶骨、颧骨、蝶骨及颞骨四块头骨的交会之处，是头骨最薄弱的部位，按摩该处时，力量会沿着几条骨缝传递到整个头部。

有发作过偏头痛的人都知道这是一种非常难受、剧烈的头痛。大部分发作是一侧太阳穴，但是三分之一的人发作也可以是两侧。疼痛性质为搏动式的疼痛，有时会伴随恶心、呕吐。

许多偏头痛是因为颞肌及胸锁乳突肌附着处紧绷造成，放松这两处肌肉对于预防及治疗偏头痛有很好的效果。做法是平时或是有偏头痛前兆时温敷太阳穴及耳后翳风穴各5分钟，并用食指指尖按压5分钟。平时常做温敷及按压，效果才会好。

使用工具	温敷时间	加热功率
点揉红豆球　30~40s	每边每次5min 一天1或2次	700W

05
头部
神庭
神清才能气爽

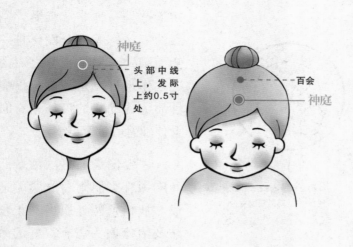

神庭

头部中线上，发际上约0.5寸处

百会

神庭

容易头晕、晕车、晕船、惊悸、精神无法安定的人，早上温敷神庭穴有调理元气的作用，晚上温敷则能安神助眠。成长中的孩子经常温敷这个穴位，也能减少躁进、提高学习效率。

穴位位置

● 神庭穴位于头部中线上，发际上约0.5寸处。

● 庭，庭院也，聚散之所也。该穴名意指督脉的上行之气在此聚集。

● 主要功能在于调控神经系统，安定心神，也叫"聪明穴"，经常刺激此穴可使思路清晰、反应变快。

● "精气神藏于丹田，丹田无火能使百体温，无水能使脏腑润"，神庭被称作"上丹田"，担负着调控神经系统的任务。

使用工具	温敷时间	加热功率
点揉红豆球 30~40s	每次8min 一天1或2次	700W

06 头维

头部

舒缓精神紧张前额痛

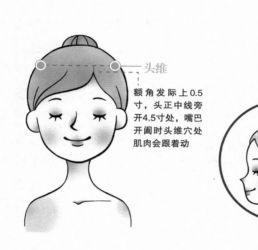

头维

额角发际上0.5寸，头正中线旁开4.5寸处，嘴巴开阖时头维穴处肌肉会跟着动

头维

压力大或睡眠不足时产生的头痛、三叉神经痛、脸部痉挛等，可以温敷头维穴10分钟后稍作按摩5分钟。有调整头部血管功能及调节脑神经的作用。

穴位位置

● 在头部侧边，额角发际上0.5寸，头正中线旁开4.5寸处，嘴巴开阖时头维穴处肌肉会跟着动。

● 属于胃经在头部的穴位，是足阳明胃经与足少阳胆经、阳维脉的交会穴。

使用工具	温敷时间	加热功率
点揉红豆球　30~40s	每边每次10min 一天2或3次	700W

07
脸部

睛明
增进泪腺分泌、降眼压

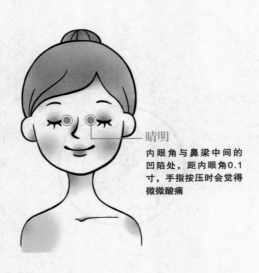

睛明

内眼角与鼻梁中间的凹陷处，距内眼角0.1寸，手指按压时会觉得微微酸痛

久戴隐形眼镜、使用手机或观看电脑屏幕时间过长，使眼睛干涩及疲劳的人务必每天晚上温敷睛明穴，可促进泪腺分泌、让眼睛保持湿润及光泽，并有减低眼压的功能。

穴位位置

- 内眼角与鼻梁中间的凹陷处，距内眼角0.1寸，手指按住上下按压时会觉得微微酸痛。
- 睛明是膀胱经的第一穴，膀胱经之血由睛明提供于眼睛，眼睛受血而能视，变得明亮清澈，故名睛明。
- 眼周按摩的起始点。

使用工具		温敷时间	加热功率
点揉红豆球	30~40s	每边每次3min	700W
舒压眼罩	20s	眼睛疲劳时随时可敷	

08
脸部

攒竹
放松眼肌、改善眼睑跳动

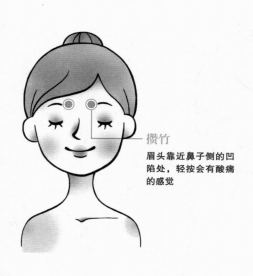

攒竹

眉头靠近鼻子侧的凹陷处，轻按会有酸痛的感觉

穴位位置

● 眉头靠近鼻子侧的凹陷处，轻按会有酸痛的感觉。

● 由眉骨下方呈45°角向上按压温敷的效果最明显。

长时间专注用眼，看东西不容易集中，眼睛周围有紧绷感，眼睑不自觉跳动的人，可以加强温敷攒竹穴。尤其秋冬时前额常觉得紧紧闷闷，或受鼻过敏影响而头昏脑涨时，可以每天早晚以食指按压攒竹穴3分钟后温敷3分钟，舒缓效果很好。

不自觉皱眉而产生的眉间纹，是因为肌肉收缩过多引起的，容易让人看起来老态又严肃，温敷攒竹穴可增加血液循环，改善眉间纹。

使用工具		温敷时间	加热功率
点揉红豆球	30~40s	每边每次3min	700W
舒压眼罩	20s	一天1或2次	

承泣

拒绝泡泡金鱼眼

脸部

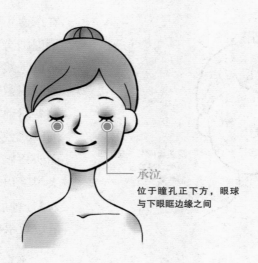

承泣
位于瞳孔正下方，眼球
与下眼眶边缘之间

温敷承泣穴可以改善因脾胃虚弱、熬夜、疲劳造成的眼睛浮肿。建议睡前及起床后温敷承泣穴3分钟，可以促进气血循环，消除眼部浮肿，对于年纪增长造成的眼袋也有预防的作用。

需注意的是眼睛四周的肌肤很脆弱，不宜大力按压或使用过高的温度热敷太久。

(穴位位置)

● 位于瞳孔正下方，眼球与下眼眶边缘之间。

● 承泣穴是胃经最靠近眼睛的穴位，胃经多气多血，气血借由承泣上于眼，脾胃气血不足者，眼睛常容易浮肿。

使用工具		温敷时间	加热功率
点揉红豆球	30~40s	每边每次3min	700W
舒压眼罩	20s	早晚各1次	

颊车
放松牙关，国字脸不用愁

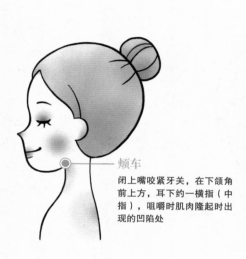

颊车
闭上嘴咬紧牙关，在下颌角前上方，耳下约一横指（中指），咀嚼时肌肉隆起时出现的凹陷处

穴位位置

● 闭上嘴咬紧牙关，在下颌角旁会有一块突起的肌肉，按压时有凹陷处。

● 找穴时要咬牙，但温敷按摩时要放松嘴部。敷的温度可以比眼周穴位稍高，按摩的力度要大一点。

睡觉时磨牙、喜欢吃咬食物、长期使用固定侧咬食，容易使咀嚼肌发达，形成国字脸，严重者会产生"颞颌关节紊乱症"，症状如打哈欠时耳朵附近会痛、发出喀喀声，吃东西时嘴巴张不开、咬不动，耳朵附近的肌肉会紧绷、疼痛，等等。

颊车穴位于咀嚼肌上，常常温敷颊车穴可以放松咀嚼肌，预防颞颌关节紊乱症发生。因咀嚼肌发达而造成的国字脸，温敷此穴也有减缓的效果。

使用工具
点揉红豆球　30~40s
枕型红豆敷　3min~3min20s

温敷时间
每边每次5min
一天1或2次

加热功率
700W

迎香

改善法令纹及鼻子不适

11
脸部

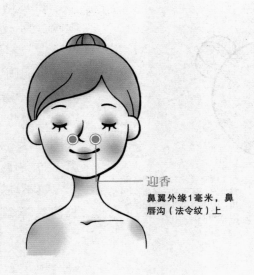

迎香
鼻翼外缘1毫米，鼻唇沟（法令纹）上

受鼻过敏困扰而有流鼻涕、鼻塞等状况时，按压温敷迎香穴，有助缓解不适。常温敷也可改善法令纹及脸浮肿，长期下来会发现脸色特别红润。连同风池穴、攒竹穴一起温敷，效果更好。

穴位位置

● 鼻翼外缘1毫米，鼻唇沟（法令纹）上。
● 按压时会出现酸麻胀感，再加大一点力度的话，酸胀感则直达鼻中。
● 手阳明大肠经和足阳明胃经在此穴相交会。

使用工具

点揉红豆球　30~40s

温敷时间

每边每次3~5min
一天2或3次

加热功率

700W

翳风
减少耳鸣、增强听力

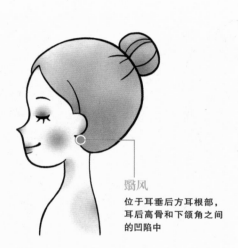

翳风
位于耳垂后方耳根部，
耳后高骨和下颌角之间
的凹陷中

穴位位置

● 位于耳垂后方耳根部，耳后高骨和下颌角之间的凹陷中。
● "翳"，为羽扇的意思，"翳风"表示能治耳部的风邪。
● 具有活血、祛风、通络、通窍醒神的功效，可增加耳部血液循环，增强听力及减少耳鸣。也可减少偏头痛产生的闷胀疼。

颜面神经麻痹、耳鸣、听力减退，若是由"风""寒"或耳部循环不良所引起，热敷翳风穴治疗有很好的效果。

治疗方式为先按压再温敷，食指弯曲以指尖顶住穴位，上下推揉30次，再换边操作，以产生酸痛感但身体能接受为原则，按压后温敷5~8分钟。持续操作可改善耳部血液循环，增强听力及减少耳鸣。

使用工具	温敷时间	加热功率
点揉红豆球　30~40s	每边每次5~8min 一天1~3次	700W

13
颈肩

肩井
解除肩头千斤担

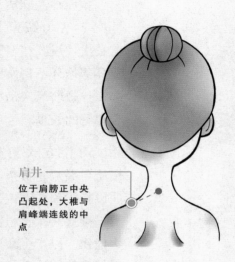

肩井
位于肩膀正中央
凸起处，大椎与
肩峰端连线的中
点

穴位位置

● 位于肩膀正中央凸起处，大椎与肩峰端连线的中间点就是肩井穴。

● 纾解脖子转动不利及肩膀不适，改善长期累积的气血不顺。

坐姿、睡姿不良时容易使肩颈肌肉如斜方肌、提肩胛肌紧绷酸痛，而按摩温敷肩井穴可以放松此两块肌肉。方法为每日早晚缓缓前后转动颈项10次，再左右转动颈项10次使肌肉放松后，按压左右肩井穴各10下，力度要稍微大一些至有酸胀感，再进行15分钟的肩井穴温敷，可减轻酸痛并改善睡眠。

使用工具		温敷时间	加热功率
点揉红豆球	30~40s	每边每次10min	800W
枕型红豆敷	3min20s	早晚各1次	
肩式红豆披枕	4min30s		

14

颈肩

大椎
阳气俱足寒气自除

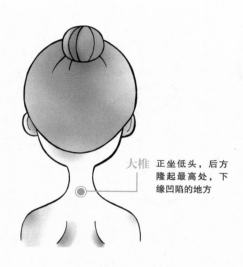

大椎　正坐低头，后方隆起最高处，下缘凹陷的地方

穴位位置

● 位在第七颈椎与第一胸椎棘突之间。为脖子后方隆起最高处之下缘凹陷的地方。

● 大椎穴位在督脉上，是手足三阳经跟督脉的交会穴，也是阳气上升到头部的枢纽。

● 督脉在人体背面，有督促全身阳气的作用，大椎是督脉上的重要穴位，又称阳中之阳，具有强大的统率阳气之作用。

大椎穴又名百劳穴，意指其穴能补虚治劳。凡举阳气不足的各种症状都可以温敷大椎穴来补阳逐寒，尤其对于肺寒咳嗽、预防颈椎病、脑供血不足是首选要穴。

温敷时可以采取坐姿或趴卧姿势，使用点揉红豆球或枕型红豆敷温敷，每次10~15分钟，温敷后会感觉全身都暖和了起来。

使用工具	温敷时间	加热功率
点揉红豆球　30~40s	每次10~15min	800W
枕型红豆敷　3min10s	一天1~3次	

15
颈肩

天宗
放松肩膀肌肉、疏通乳腺丰胸

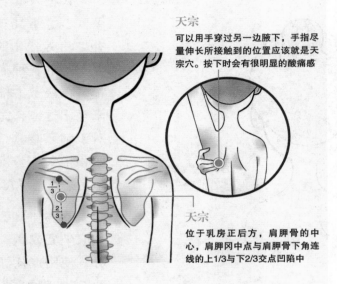

天宗
可以用手穿过另一边腋下，手指尽量伸长所接触到的位置应该就是天宗穴。按下时会有很明显的酸痛感

天宗
位于乳房正后方，肩胛骨的中心，肩胛冈中点与肩胛骨下角连线的上1/3与下2/3交点凹陷中

穴位位置

● 位于乳房正后方，肩胛骨的中心，肩胛冈中点与肩胛骨下角连线的上1/3与下2/3交点凹陷中。
● 取穴时可以用手穿过另一边腋下，手指尽量伸长所接触到的位置应该就是天宗穴。按下时会有很明显的酸痛感。

天宗穴位于肩胛骨的棘下肌中，若此处紧绷会造成上臂及背部疼痛，按压温敷天宗穴可放松肩背肌肉，淋浴后睡觉前，向后转动肩关节15次，按压双侧天宗穴各10下，再采取趴卧姿势每边温敷10分钟，效果最好。

天宗穴也是通乳丰胸奇穴，常刺激有助丰胸，产后妈妈要畅通乳腺、分泌乳汁也可多按摩温敷此穴。

使用工具		温敷时间	加热功率
枕型红豆敷	3min20s	每边每次10min	800W
肩式红豆披枕	4min30s	一天1或2次	

肩髎
远离五十肩

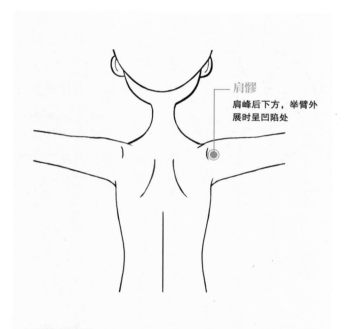

肩髎
肩峰后下方，举臂外
展时呈凹陷处

穴位位置

● 肩后三角肌上部，肩峰后下方，举臂外展时呈凹陷处。

许多主妇及运动员都有"肩关节夹挤综合征"的困扰，症状为肩关节活动时疼痛，无法梳头、穿衣，严重时连手都举不起来，甚至睡觉碰到会痛醒，进一步可能会造成粘连，形成五十肩。

经常温敷肩髎穴四周，能够放松肩部的大圆肌、小圆肌、棘下肌，增加肩关节血液循环，预防及改善肩关节夹挤综合征，搭配天宗穴温敷效果更好。

使用工具	温敷时间	加热功率
点揉红豆球　30~40s	每边每次10min	800W
枕型红豆敷　3min20s	一天1~3次	

17
手臂

阳溪
"妈妈手"防治要穴

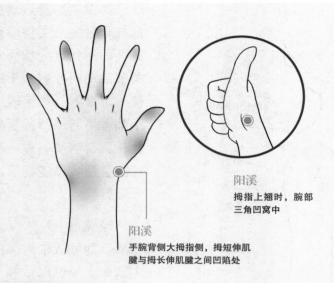

阳溪
拇指上翘时，腕部
三角凹窝中

阳溪
手腕背侧大拇指侧，拇短伸肌
腱与拇长伸肌腱之间凹陷处

穴位位置

● 手腕背侧大拇指侧，拇短伸肌腱与拇长伸肌腱之间凹陷处，拇指上翘时，腕部三角凹窝中。

"妈妈手"症状为大拇指近手腕处持续肿胀、疼痛，发炎肿胀会使大拇指活动受限，多发生在常常需要使用手腕及手指的人，如家庭妇女和以手工操作为主的人。

对于这类人，温敷阳溪穴可以预防"妈妈手"发生，若已经有"妈妈手"，更应该早晚温敷，并且搭配护腕使用，可加速痊愈。

使用工具	温敷时间	加热功率
点揉红豆球　30~40s	每次8~10min	700W

18

手臂

手三里

腰扭伤、"电脑手"必按穴

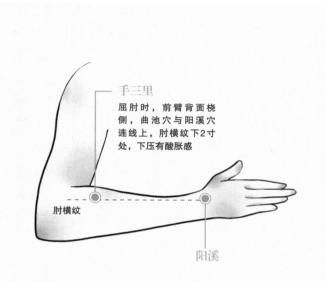

手三里

屈肘时，前臂背面桡侧，曲池穴与阳溪穴连线上，肘横纹下2寸处，下压有酸胀感

肘横纹

阳溪

穴位位置

● 屈肘时，前臂背面桡侧，曲池穴与阳溪穴连线上，肘横纹下2寸处，下压有酸胀感。

手三里穴又称"扭伤穴"，左腰扭伤时，可以取对侧的手三里穴，按压右手手三里穴15下，一边轻轻转动扭伤部位，再热敷右手手三里穴10分钟，能有效放松腰部肌肉。手三里穴还能治疗手臂无力、酸麻痛的症状，定期温敷与按压手三里穴，能够疏通上肢气血，对于中风造成的手臂活动不利有一定的帮助。

使用工具	温敷时间	加热功率
点揉红豆球　30~40s	每次8~10min	700W

18 内关

手臂

解胸闷心悸、打嗝反胃的好帮手

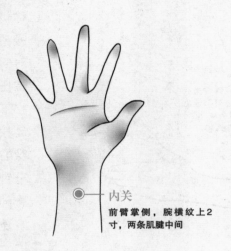

内关
前臂掌侧，腕横纹上2寸，两条肌腱中间

内关穴对于心率有双向调节的作用，若是心率过缓，温敷内关穴有增加心跳的效果；若心率过速，则有降低心率的效果。有胸闷心悸症状时，可以按揉内关穴10下后温敷5分钟，一边深吸深吐气，可以缓解不适感。

容易有胃部气上逆症状，如打嗝、胃食管反流、反胃孕吐的人常温敷内关穴有和胃降逆的效果。

穴位位置

● 前臂掌侧，腕横纹上2寸，两条肌腱中间。
● 内关穴为心包经的络穴，通阴维脉，"阴维有病, 苦心痛"，故内关穴为治疗心病之要穴。

使用工具	温敷时间	加热功率
点揉红豆球 30~40s	每次5min	700W

合谷
头面止痛效果好

中医有句话叫"面口合谷收"，意思是刺激合谷对于头面部的痛症有很好的止痛效果，对缓解头痛、牙齿痛、耳内痛效果尤佳。若是一侧头痛或牙痛时我们可以按压对侧的合谷穴15下，需大力按压至有酸胀感，再热敷10分钟，能达到止痛的效果。

温敷合谷穴还有通经活络的效果，可以治疗四肢关节不利、半身不遂、痉挛麻痹等症状。

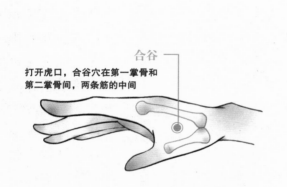

合谷

打开虎口，合谷穴在第一掌骨和第二掌骨间，两条筋的中间

穴位位置

● 打开虎口，合谷穴在第一掌骨和第二掌骨间，两条筋的中间。

● 手阳明大肠经上的穴位，又称"虎口"，是全身反应最大的刺激点。

使用工具	温敷时间	加热功率
点揉红豆球　30~40s	每次8~10min	700W

21
腋下

极泉
促进淋巴代谢

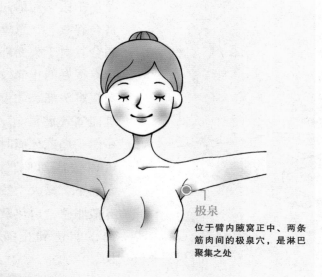

极泉
位于臂内腋窝正中、两条
筋肉间的极泉穴，是淋巴
聚集之处

穴位位置

● 位于臂内腋窝正中、两条筋肉间的极泉穴，是淋巴聚集之处。

● 极泉穴是手少阴心经的重要穴位，可以祛除心脏的火郁热毒。

腋下是淋巴容易阻塞的地方，一旦阻塞使代谢废弃物不能及时排出，会造成气滞血瘀而影响健康，对于女性的乳腺影响尤甚。温敷极泉穴可以帮助促进腋下血液及淋巴流动，加速排出体内废物。

先将食指与中指并拢，并且用弹拨的方式按压左右极泉穴各20下，力度可稍大至有酸胀感，然后温敷15分钟，最后饮用温热水促进代谢。

使用工具	温敷时间	加热功率
点揉红豆球 30~40s	每次15min	800W

22
胸腹

膻中
解决胸闷气不顺

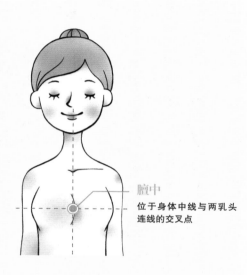

膻中
位于身体中线与两乳头
连线的交叉点

穴位位置

● 位于身体中线与两乳头连线的交叉点。

● 所谓"气会膻中"，膻中穴能调治一切气不顺, 胸闷、胸痛、心悸问题。有疏肝理气、开郁散结的作用。

有心烦不顺遂的事时，常常会觉得胸中好像压了一块石头一样沉重，这时候可以用拇指规律轻柔地回旋揉膻中穴5分钟，再温敷10分钟，对于烦躁不安、呼吸不顺等问题有缓解作用。

膻中穴也是补气补虚的要穴，像气虚、易喘、易累都能借由温敷膻中穴达到补阳气的效果。

使用工具	温敷时间	加热功率
点揉红豆球　30~40s 枕型红豆敷　3min20s	每次8~10min	700W

23
胸腹

中脘
调理胃病第一穴

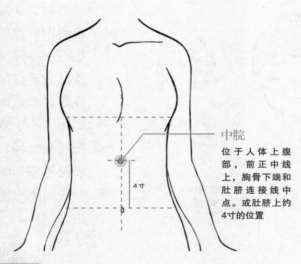

中脘

位于人体上腹部，前正中线上，胸骨下端和肚脐连接线中点。或肚脐上约4寸的位置

4寸

穴位位置

● 位于人体上腹部，前正中线上，胸骨下端和肚脐连接线中点。或肚脐上约4寸的位置。

● 刺激中脘穴能增强胃蠕动，帮助消化。

吃凉食、过油过量引起的消化不良，或是因情绪、生活习惯不好造成的腹疼胃痛、胀气、胃酸过多，可以用中指及食指两指合并按揉中脘穴10秒后松开，持续10~15下后再温敷10分钟，对于消化不良有很好的改善作用。

因脾胃功能差而出现眼睛或脸部水肿的情形，按揉中脘穴有消肿作用。

使用工具	温敷时间	加热功率
点揉红豆球　30~40s	每次10~15min	700W
枕型红豆敷　3min20s	一天1或2次	

24 水分
胸腹

消除水肿有奇效

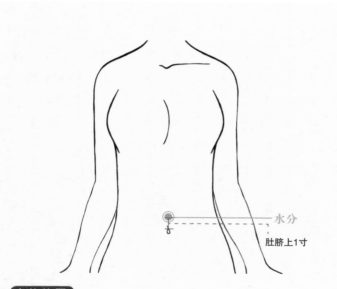

水分

肚脐上1寸

喜欢吃凉食冰饮容易造成脾胃虚及寒湿水肿。这类型的人晨起时脸及眼睛容易水肿，手也会较为紧绷，平常有易疲劳、嗜睡的感觉，可以经常温敷水分穴，有助体内水分流动及代谢。

穴位位置

● 肚脐上1寸，属任脉。

● 有助于水分代谢，对于脸部、全身或四肢各种水肿问题有特效。

使用工具	温敷时间	加热功率
点揉红豆球　30~40s	每次10min	800W
枕型红豆敷　3min20s		

25
胸腹

神阙
通阳气、利肾气

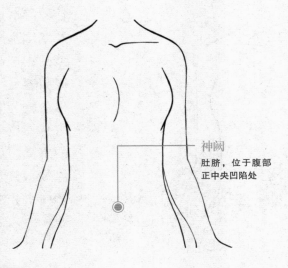

神阙
肚脐，位于腹部
正中央凹陷处

神阙穴即为肚脐，是体表最贴近腹膜的地方，因为脐下没有肌肉和脂肪，血管多、敏感度高，是很好的温敷穴位。

神阙穴有调和阴阳、温阳救逆的特效，尤其补益肾的阳气，凡举各种阳虚寒气盛的症状如生殖功能不足、水泻、畏寒怕冷，温敷神阙穴都有很好的温养作用。

穴位位置

● 肚脐，位于腹部正中央凹陷处。

● 胎儿从母体获得营养的通道，很容易受寒，但同时也最便于温养。

● 神阙为任脉上的阳穴，与督脉上的阳穴——命门穴前后相连，阴阳和合，是生命能源的要处。

使用工具	温敷时间	加热功率
点揉红豆球 30~40s	每次10min	700W

26

骨盆

带脉

专治腹部游泳圈的妇科万能穴

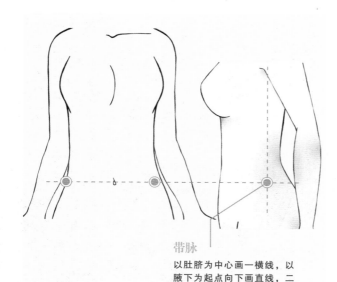

带脉

以肚脐为中心画一横线，以
腋下为起点向下画直线，二
线交叉点就是带脉穴

穴位位置

● 以肚脐为中心画一横线，以腋下为起点向下画直线，二线交叉点就是带脉穴。

● "带脉"是位于腰腹之间，人体唯一横向运行的脉络。"带脉穴"则是位于带脉上的主要穴位，是带脉与胆经的交会，有"妇科万能穴"之称。

带脉的主要功能是"约束诸经"，让我们的腰腹和骨盆子宫经络气血运行正常。如果带脉出问题，中医称之为"带脉不引"，会诱发妇科病症，包括月经不调、崩漏、带下等，也容易有腰部肥胖的问题。

此外，女性比男性容易在腰间有一圈肥油，这一圈肥油正好是带脉穴的位置。想增加腰间脂肪的代谢，得让带脉变得通畅起来，可以手握拳敲打带脉穴20下后温敷15分钟，以此活络带脉，增加骨盆子宫功能，减少腰部脂肪堆积。

使用工具	温敷时间	加热功率
枕型红豆敷 3min20s	每次10~15min	1000W

27
骨盆

气海
补气养血长得高、不显老

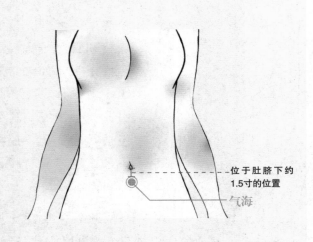

位于肚脐下约1.5寸的位置

气海

气海为气血双补之穴。"血"为身体滋养的基质，"气"为推动血的能量，二者缺一不可。建议体质较弱的小朋友、老年人常常温敷气海穴。老年人温敷气海穴有延年益寿、提高免疫力的功效；儿童及青少年温敷气海穴，能够帮助生长发育。

穴位位置

● 位于肚脐下约1.5寸的位置。
● 气海一穴暖全身，是补气的重要穴位。

使用工具	温敷时间	加热功率
点揉红豆球 30~40s	每次10~15min	800W
枕型红豆敷 3min20s	一天1或2次	

28

骨盆

关元
提升生殖功能

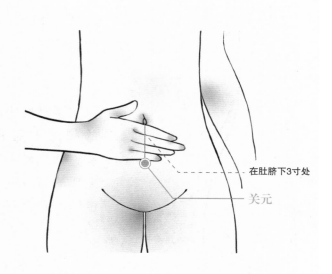

在肚脐下3寸处

关元

骨盆是男人藏精、女人蓄血的重要之处，温敷关元穴，能使盆腔温暖，温养肾阳，提高生殖功能。可以搭配气海穴一起温敷，增强补气养血的功能，效果更好。

穴位位置

● 关元穴就在肚脐下3寸处。

● 任脉和足三阴经的交会穴，又称下丹田，是提高人体性功能的第一大穴。

● 主治真阳不足，下焦虚寒。

使用工具
点揉红豆球　30~40s
枕型红豆敷　3min20s

温敷时间
每次10~15min
一天1或2次

加热功率
800W

29 子宫
骨盆 | 远离妇科疾病

4寸

3寸

子宫

在下腹部，脐
中下4寸，前
正中线旁开3
寸

穴位位置

● 在下腹部，脐中下4寸，前正中线旁开3寸。
● 治疗各种妇科问题如白带、经痛、盆腔炎。

很多女性都有腰痛、腰酸、下腹闷胀的困扰，在生理期前尤其剧烈，平时温敷子宫穴可以减缓月经来潮时的腰酸及腹部不适，并且对于寒湿造成的白带量多、慢性盆腔炎有很大的改善。

子宫寒湿、气血瘀滞造成的肌瘤、多囊卵巢等病症，甚至受孕困难。温敷子宫穴也有活化子宫功能、排除瘀滞等功效。

使用工具	温敷时间	加热功率
点揉红豆球　30s 枕型红豆敷　3min30s	每次5min	700W

脾俞
摆脱面黄肌瘦

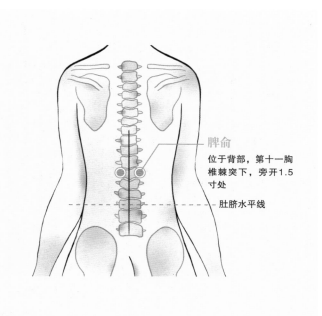

脾俞

位于背部，第十一胸椎棘突下，旁开1.5寸处

肚脐水平线

穴位位置

- 位于背部，第十一胸椎棘突下旁开1.5寸处。
- 有健脾、和胃、利湿的功效，是脾脏保健最重要穴位之一。

脾胃消化不良，容易腹胀、腹痛、食欲差、大便稀薄的人，温敷脾俞穴有温补脾胃的效果。另外，对于小朋友食欲不好、面黄肌瘦，温敷脾俞穴也可以促进食欲、增加肌肉。

温敷时间大人每次10~15分钟，小朋友每次5~10分钟，采取俯卧姿势，可以每日或隔一日温敷，以达到更好的保健效果。

使用工具	温敷时间	加热功率
枕型红豆敷 3min30s	每次10~15min	800W

31
腰背

肾俞
养腰活腿一身轻

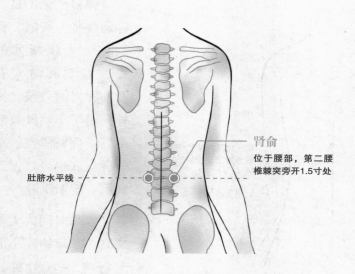

肾俞
位于腰部，第二腰
椎棘突旁开1.5寸处

肚脐水平线

肾主人体水液，喜暖怕寒，所以肾俞穴非常适合用温敷的方式来调补，对于腰脚酸软无力、怕冷的人，在俯卧的时候使用枕型红豆敷置于腰部两侧肾俞穴位置，能够温补肾阳，强化腰部及腿部力量。对于肾阳虚引起的生殖功能不足也有很好的调补效果。

穴位位置

● 位于腰部，第二腰椎棘突旁开1.5寸处。
● 肾阳为元阳，是一身阳气的根本。年老体衰、久病、房劳、睡眠不足会导致肾阳虚损等，使肾的温煦、生殖、气化功能下降，出现腰脚酸软、怕冷、面色苍白或暗黑，容易疲倦乏力、精神萎靡、大便溏稀等症状。

使用工具	温敷时间	加热功率
枕型红豆敷　3min20s	每次10~15min	800W

膏肓
解放紧绷背部的聪明对策

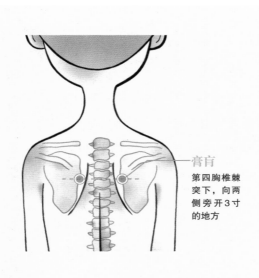

膏肓
第四胸椎棘突下，向两侧旁开3寸的地方

穴位位置

● 位于第四胸椎棘突下，向两侧旁开3寸的地方。

● 膏肓穴是背部两肩胛骨之间的部位，这个位置有菱形肌、斜方肌，此两肌肉紧绷容易在膏肓穴附近形成筋结。

膏肓穴痛常伴随着头痛、肩颈痛及下背痛，严重时还会并发胸闷、心悸、心慌及耳鸣等症状。常常温敷膏肓穴可以预防附近形成筋结，减缓肌肉紧绷，同时可以预防胸闷心悸等并发症出现。

小朋友或成人，有长期肺部疾病如慢性支气管炎、气喘等，因久病变得体弱消瘦，温敷膏肓穴可以有扶阳固卫、调和全身气血的功能。

温敷膏肓穴可采取趴卧姿势，使用枕型红豆敷温敷10~15分钟，一周可温敷3~6次。

使用工具
枕型红豆敷　3min20s

温敷时间
每次10~15min

加热功率
800W

33
腰背

命门
温补脾肾扶正气

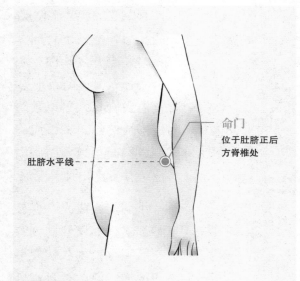

肚脐水平线 ----

命门
位于肚脐正后方脊椎处

穴位位置

● 位于肚脐正后方脊椎处。
● 命门穴的养肾功能包括养肾阴和养肾阳。

冬天躺进被窝里，手脚与身体总要花上一段时间才能暖起来的人，或是下背紧酸，有刺痛感或是麻痹感从下背延伸到脚的状况者，可以在每天早上起床前，或晚上睡前温敷命门穴10分钟，温养肾火及释放局部肌肉压力。

命门穴是两肾之间的动气，内藏真火，称为"命门火"，就是人体阳气的来源。命门火衰的人会出现四肢清冷、五更泻、精神萎靡的症状。温敷命门穴可以调动命门火增加体内阳气。搭配肾俞穴一起温敷，效果更佳。

使用工具	温敷时间	加热功率
枕型红豆敷 3min20s	每次10min 一天1或2次	800W

八髎
生殖系统的门户

骨盆腔疾病的成因主要有两个，一是阳气血气不足，二是气血不通畅，温敷及刺激八髎穴可以活化骨盆腔的气血，所以因骨盆寒湿瘀滞造成的女性生理痛、白带、慢性盆腔炎，男性频尿、遗精、早泄都可借由温敷八髎穴改善。八髎也为骶神经出口，骶神经支配我们的下肢、生殖泌尿器官周围，借由温敷八髎穴可以强化骶神经功能。

温敷八髎穴采取趴卧姿势，使用枕型红豆敷温敷15分钟。

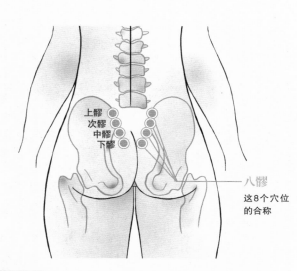

上髎
次髎
中髎
下髎

八髎
这8个穴位的合称

穴位位置

● 八髎穴为骶神经出口，是上髎穴、次髎穴、中髎穴、下髎穴一共四对八个穴位的合称。其位于骨盆的膀胱经上，人体的大部分生殖泌尿系统都在于此。

● 八髎穴位置较难找，我们可以先找到尾骶骨，再将左右手掌贴在尾骶骨上方的左右两侧，双掌覆盖的部位大约就是八髎穴的位置。

● 刺激八髎穴能通调男女生殖系统疾病。

使用工具	温敷时间	加热功率
枕型红豆敷　3min	每次15min 一天1或2次	800W

35
臀部

环跳
坐骨神经痛不再来

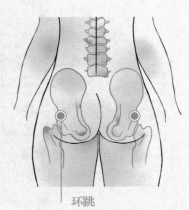

环跳
在臀外下部，侧卧屈股取穴，股骨大转子
最凸点与骶管裂孔连线的外1/3处

穴位位置

● 在臀外下部，当股骨大转子最凸点与骶管裂孔连线的外1/3处。

● 先采取俯卧姿，再将小腿往后弯曲，脚跟所碰触到的地方就是环跳穴。

● 其下有坐骨神经经过。

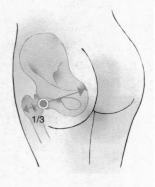

1/3

久坐久站使臀部梨状肌紧绷会导致环跳气血瘀积，出现臀部酸痛、脚麻、坐骨神经痛的症状。晚上睡觉时脚也会容易抽筋。此时温敷放松环跳穴，有很好的舒缓效果。

环跳穴的位置比较深，需要较强的刺激，先用手握拳敲打环跳穴20下后，使用枕型红豆敷温敷15分钟，有助于舒筋化瘀，预防及治疗梨状肌压迫的坐骨神经痛。

使用工具	温敷时间	加热功率
枕型红豆敷 3min20s	每次15min 一天1或2次	800W

36

臀部

承扶
抢救久坐大屁股

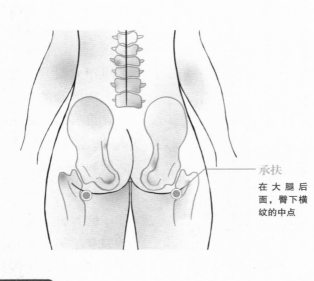

承扶

在大腿后
面，臀下横
纹的中点

温敷承扶穴，能让松弛的臀部肌肉恢复弹性，改善臀部下垂，消除臀部和大腿后侧的赘肉。也能舒缓久坐引起的腰腿痛、坐骨神经痛等症状。

可采取俯卧的姿势，手握拳敲打穴位，左右各1~3分钟，然后再温敷10分钟。坐骨神经疼痛者可搭配环跳穴一起温敷。

穴位位置

● 在大腿后面，臀下横纹的中点。
● 承扶穴是膀胱经在臀部以下的第一个穴位。有承托并阻止随膀胱经水流失的脾土的功能，故名承扶。

使用工具	温敷时间	加热功率
枕型红豆敷 3min20s	每次10min	800W

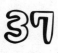

风市

跟西洋梨身材说拜拜

腿部

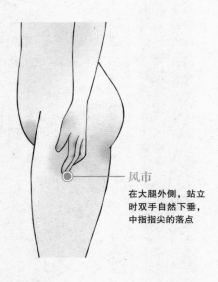

风市

在大腿外侧，站立
时双手自然下垂，
中指指尖的落点

穴位位置

● 在大腿外侧，站立时双手自然下垂，中指指尖的落点即为风市穴，按压有酸胀感。

● 胆经经气在此散热冷缩后化为水流风气。风市穴能把有害的虚邪贼风拒于身体之外，并鼓动胆经的生发之气。

风市穴为胆经很重要的穴位，当我们身体的痰湿无法排除，累积在风市穴时，会造成臀部大腿肥胖的西洋梨身材，也容易导致下半身水肿，更甚者，会影响到肝胆的疏泄、排毒功能。

保养方法为，将双手握拳敲风市穴50下，让肌肉放松后再温敷10分钟，可以有效疏通胆经瘀滞。可以使用点揉红豆球做穴位温敷，或使用枕型红豆敷做较大范围的温敷。

使用工具	温敷时间	加热功率
点揉红豆球 30~40s	每次10min	700W

38 伏兔

腿部 | 治膝冷、久站酸痛

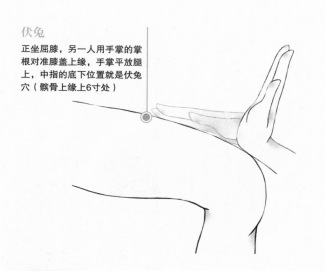

伏兔

正坐屈膝，另一人用手掌的掌根对准膝盖上缘，手掌平放腿上，中指的底下位置就是伏兔穴（髌骨上缘上6寸处）

穴位位置

● 大腿前面，当髂前上棘与髌底外侧端的连线上，髌骨上缘上6寸处。

● 正坐屈膝，另一人用手掌的掌根对准膝盖上缘，手掌平放腿上，中指的底下位置就是伏兔穴。

● 伏兔属足阳明胃经，可调动腰膝气血，有温暖、活络腰腿的作用。

有时身体不觉得冷，但关节或腰部摸上去却是凉凉的，或是保持某个姿势太久时，会感到膝盖僵硬不灵活或发冷，可以温敷伏兔穴改善。

伏兔穴位于股四头肌隆起处，久站的人股四头肌容易紧绷、气血瘀滞，连带膝关节活动不利，此时温敷伏兔穴有散寒化湿、疏通经络的作用。

使用工具	温敷时间	加热功率
点揉红豆球 30~40s	每次10min	700W

39
腿部

血海
补血要穴

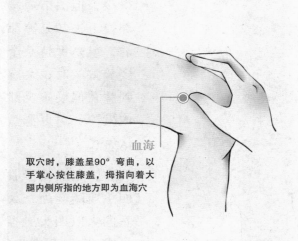

血海

取穴时，膝盖呈90°弯曲，以手掌心按住膝盖，拇指向着大腿内侧所指的地方即为血海穴

穴位位置

● 取穴时，膝盖呈90°弯曲，以手掌心按住膝盖，拇指向着大腿内侧所指的地方即为血海穴，按压时有明显酸胀感。

● "补血找血海，补气找气海"。血海属足太阴脾经之穴，有化血为气、运化脾血之功能。

温敷血海穴，对于气血不足、面色偏黄、容易头昏眼花的血虚体质者有很好的补养效果。女性月经来潮时量大崩漏，温敷血海穴可以温补脾阳，补虚止血。

此外，冬季皮肤干燥发痒也可借由温敷血海穴改善。冬季皮肤干燥发痒是由于天冷导致皮肤微血管收缩、血液难达皮肤无法滋润肌肤而造成，温敷血海穴有让皮肤血液充盈、滋润的效果。但皮肤敏感的人，需随皮肤状况调整温敷的温度。

使用工具
点揉红豆球 30~40s

温敷时间
每次10min

加热功率
700W

40
腿部

委中
腰背膝保养一次完成

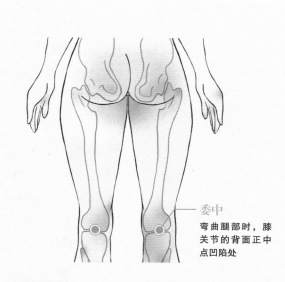

委中

弯曲腿部时，膝
关节的背面正中
点凹陷处

穴位位置

● 弯曲腿部时，膝关节的背面正中点凹陷处。为
股二头肌肌腱与半腱肌肌腱的中间。

● "腰背委中求"，凡是腰背部病症可取委中穴
治疗；此穴具有舒筋通络、散瘀活血、清热解
毒等作用。

腰部和背部酸痛常与膀胱经有关，温敷委中穴能振奋整个膀胱经，尤其可疏通腰背的气血。

常久站、慢跑、登山下坡的人容易引起"慢性腘窝发炎"，症状为蹲屈、跑步、上下楼时膝关节后方疼痛和出现绞索现象。此时温敷委中穴可以放松腘窝肌肉，减缓疼痛及发炎。

温敷委中穴时，可采取正坐屈膝姿势，将点揉红豆球夹在腘窝，或是采取趴卧姿势，将枕型红豆敷置于腘窝上。

使用工具	温敷时间	加热功率
点揉红豆球　30~40s 枕型红豆敷　3min20s	每次10~15min	700W

41
腿部

阳陵泉
抽筋的救星

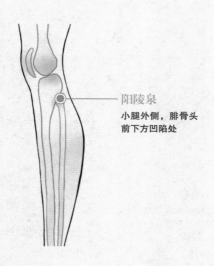

阳陵泉

小腿外侧，腓骨头前下方凹陷处

穴位位置

● 小腿外侧，腓骨头前下方凹陷处。
● "筋会阳陵泉"，全身肌肉、韧带、关节，凡与筋膜有关的病症，皆为本穴的主治范围。

经常肌肉抽筋、运动量大的人最适合常常温敷阳陵泉穴，它能放松紧绷的肌腱韧带，有舒筋利节的功能。

中风造成的半身不遂，肢体活动不能自如，有肌肉强直或挛缩的症状，先温敷患侧的阳陵泉穴8分钟，再温敷健侧的阴陵泉穴（见下页）8分钟，可以达到活络肢体、补虚通阳的效果，增加肢体活动度。

使用工具	温敷时间	加热功率
点揉红豆球　30~40s	每次5~8min 一天1或2次	700W

阴陵泉
身体内置的除湿机

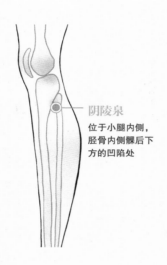

阴陵泉
位于小腿内侧,
胫骨内侧髁后下
方的凹陷处

穴位位置

● 位于小腿内侧,胫骨内侧髁后下方的凹陷处。
● 脾经上的合穴,有健脾化湿、通利三焦、调理膀胱、祛风除寒的作用。
● 如果体内湿气较重,按此处会有疼痛感。

温敷阴陵泉穴可以祛寒湿,治疗头面及下肢水肿,还能治疗虚胖:有些肥胖的人看起来白白肿肿的,肌肉压起来软软的,没什么体力,常常觉得气虚无力、大便偏软,这类型的肥胖温敷阴陵泉穴可以达到很好的增加代谢、减少脂肪囤积效果。

此外有些人容易中暑,常有腹胀满、食欲差、吃东西没有滋味、胸闷想吐、大便稀溏等症状,平时也应温敷阴陵泉穴加强健脾化湿的功能。

使用工具
点揉红豆球 30~40s

温敷时间
每次5~8min
一天1或2次

加热功率
700W

43
腿部

梁丘
天寒腿不寒

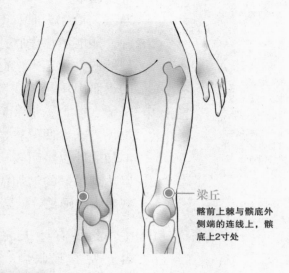

梁丘
髂前上棘与髌底外侧端的连线上，髌底上2寸处

穴道位置

● 髂前上棘与髌底外侧端的连线上，髌底上2寸处。

● 膝盖上方，膝盖外上缘直上2寸，伸直下腿则出现一个凹陷处。

● 属足阳明胃经，主治肠胃疾病与久劳成疾的膝盖痛。

膝盖过度劳损或年纪大的人，膝关节容易酸软疼痛，在天气变化时尤其不舒服，不但关节僵硬，疼痛也会加剧，有此症状者，可通过温敷梁丘穴来缓解。

温敷梁丘穴也能够止胃酸、减缓胃痛。胃酸过多会损伤胃黏膜，痉挛则会造成胃痛。经常温敷及按压梁丘穴，可以保养我们的胃部，减少胃痉挛。

使用工具	温敷时间	加热功率
枕型红豆敷 30~40s	每次8~10min 一天1或2次	700W

44

腿部

足三里
头脑清醒免疫力强

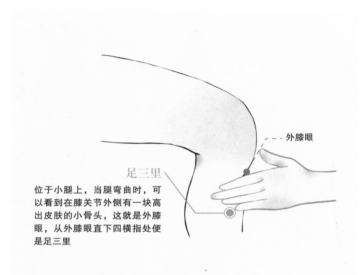

外膝眼

足三里

位于小腿上，当腿弯曲时，可以看到在膝关节外侧有一块高出皮肤的小骨头，这就是外膝眼，从外膝眼直下四横指处便是足三里

穴位位置

● 位于小腿上，当腿弯曲时，可以看到在膝关节外侧有一块高出皮肤的小骨头，这就是外膝眼，从外膝眼直下四横指处便是足三里。

足三里穴是掌管胃、脾的要穴，常温敷按压能补脾健胃，使食物充分消化吸收，增加气血生化，有调节人体免疫力的功能，为人体长寿要穴。

温敷足三里穴也有消除疲劳、恢复体力的功能。很多人睡了很久还是爱困，工作或读书时无法集中精神、容易打瞌睡，温敷后都有很好的改善。

使用工具
点揉红豆球　30~40s

温敷时间
每次8~10min
一天1~3次

加热功率
700W

上巨虚

便秘不会来

腿部

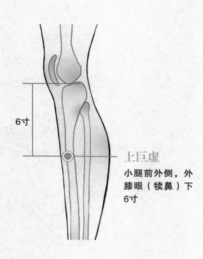

6寸

上巨虚

小腿前外侧，外
膝眼（犊鼻）下
6寸

上巨虚穴是人体非常重要的一个穴位，具有调和肠胃、通经活络的作用。经常按摩上巨虚穴有通腑泄热、活血散结、祛瘀排脓的功效，常常温敷上巨虚穴能够增进大肠蠕动，使大便顺畅。

穴位位置

● 小腿前外侧，外膝眼（犊鼻）下6寸。
● 上巨虚穴是大肠的下合穴，是治疗大肠疾病的要穴。

使用工具	温敷时间	加热功率
点揉红豆球　30~40s	每次8~10min 一天1~3次	700W

三阴交
常保青春的秘密

中医有句话叫"妇科三阴交"，三阴交对女性来说是个很重要的穴位，特别是改善月经与生殖系统问题，常常温敷三阴交穴可以为女性保养子宫和卵巢，让女性不容易老。

因为三阴交是脾、肝、肾三条阴经的交会穴，所以有总合三条经络的效果，跟不同穴位搭配也会有不同的效果。温敷三阴交穴再搭配温敷足三里穴，可以治肠鸣拉肚子；搭配温敷肾经的太溪穴则有补肾经气血的效果。

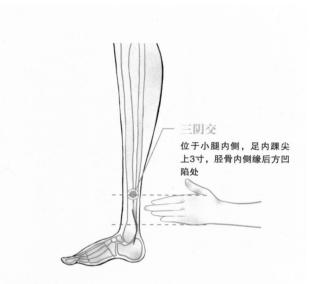

三阴交
位于小腿内侧，足内踝尖上3寸，胫骨内侧缘后方凹陷处

穴位位置

● 三阴交穴位于小腿内侧，足内踝尖上3寸，胫骨内侧缘后方凹陷处。

● 三阴交，交是交会的意思，为脾、肝、肾三条阴经脉相交会的穴位。

使用工具		温敷时间	加热功率
点揉红豆球	30~40s	每次8~10min	700W
袜式脚套	10min	一天1~3次	

太溪

腿部

肾经之源，补肾首选

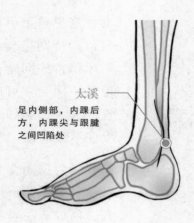

太溪

足内侧部，内踝后方，内踝尖与跟腱之间凹陷处

穴位位置

● 足内侧部，内踝后方，内踝尖与跟腱之间凹陷处

● 太溪穴是肾经的原穴，能够激发、调动身体的肾气，对身体有着重要的温煦、促进和振奋作用。此外，太溪名意指肾经水液在此形成较大的溪水，所以本穴也有滋养体内阴液的功能。

太溪穴为足诊三脉之一，是很好的补肾气的穴位，正常状况下，我们用手指轻轻放在太溪穴上，可以感受到脉动，而身体虚弱的人，如果这里没有脉动，就说明病人的疾病较严重，比较危险了。

温敷太溪穴可以滋阴补肾、通调三焦，最适合瘦弱、肾阴阳两虚的人调补身体，方法为使用点揉红豆球在穴位上温敷按压，每天1~3次，每次8~10分钟。

使用工具	温敷时间	加热功率
点揉红豆球　30~40s	每次8~10min	700W
袜式脚套　10min	一天1~3次	

48

脚部

丘墟

稳定脚踝不扭伤

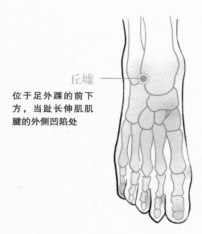

丘墟

位于足外踝的前下方，当趾长伸肌肌腱的外侧凹陷处

穴位位置

● 位于足外踝的前下方，当趾长伸肌腱的外侧凹陷处。

脚踝外侧有三条重要的韧带，分别是前距腓韧带、跟腓韧带、后距腓韧带，一起维持外踝的稳定。当三条韧带过度紧绷或松弛，会造成脚踝活动不利，甚至习惯性脚踝扭伤。温敷丘墟穴能放松韧带及加强踝部功能。方法为使用点揉红豆球于丘墟穴处温敷5分钟，有习惯性脚踝扭伤的人可延长时间至10分钟。之后再用袜式脚套温敷10分钟，促进脚踝气血循环。

使用工具

点揉红豆球　30~40s
袜式脚套　　10min

温敷时间

每次5~8min

加热功率

700W

照海
脚部

照海
启动睡眠，一觉到天亮

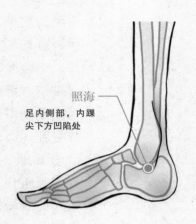

照海
足内侧部，内踝
尖下方凹陷处

穴位位置

● 足内侧部，内踝尖下方凹陷处。

● 照海穴是肾经与阴跷脉的交会穴，有滋肾清热的功能，能补水又清热。孙思邈在《千金要方》中称此穴为"漏阴"，就是说这个穴位出了问题，人的肾水减少了，会造成肾阴亏虚，引起虚火。

经常失眠、有虚火的人，往往有心肾不交的问题，症状有口干舌燥、心烦睡不着、手心发热、腰酸，此时温敷照海穴能够滋肾阴、降心火，有助眠的效果。

方法为睡觉前用点揉红豆球温敷照海穴5~8分钟，便能较容易入眠。

肾阴虚造成的长期喉咙干痛，温敷照海穴也能很好地改善。

使用工具	温敷时间	加热功率
点揉红豆球　30~40s	每次5~8min	700W

50
脚部

涌泉
长高变聪明的成长穴

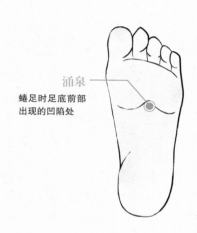

涌泉

蜷足时足底前部
出现的凹陷处

穴位位置

- 用力弯曲脚趾时,足底前部出现的凹陷处就是涌泉穴。在第2、3跖趾缝纹头端与足跟连线的前1/3处。
- 涌泉穴位于足底,肾经的脉气由此而上,如泉水涌出,故名涌泉。

涌泉是刺激生长激素分泌的重要穴位,青春期的孩子每天温敷20分钟,可以促进发育,让孩子长高、变聪明。搭配骑脚踏车、打篮球、跳绳等运动,效果更好。

小宝宝有胀气哭闹的问题,也可用点揉红豆球温敷宝宝的涌泉穴,有引气下行的功能,可减缓宝宝的胀气症状,不过小宝宝皮肤较柔嫩,温敷温度注意不可过高以免刺激。

使用工具	温敷时间	加热功率
点揉红豆球　30~40s	每次20min	800W
枕型红豆敷　3min20s	一天1~3次	

51 公孙

脚部 | 调养胃病与安胎的大功臣

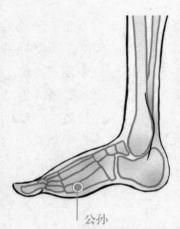

公孙

脚拇指侧有突出关节，往后约一个
拇指横宽处即为公孙穴

穴位位置

● 脚拇指侧有突出关节，往后约一个拇指横宽处即为
公孙穴。

● 公孙穴属足太阴脾经络穴，脾经经由此穴联络胃
经。

公孙穴主脾胃功能，温敷公孙穴可以调节胃酸分泌、促进胃肠蠕动，缓解胃胀问题，对便秘也有不错的效果。配合中脘穴和内关穴一起温敷，效果更好。

公孙穴在古代也被用来安胎，常常胎动不安甚至需要卧床安胎的孕妇，可以用点揉红豆球或枕型红豆敷温敷公孙穴，能加强药物安胎的效果。

使用工具	温敷时间	加热功率
点揉红豆球 30~40s 枕型红豆敷 3min30s	每次20min 一天1~3次	800W

Chapter 3

排寒利器，
六款功能红豆敷自己做

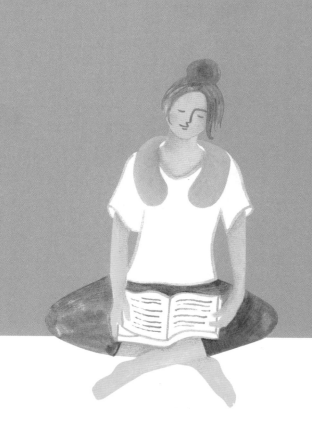

　　本书推荐以红豆作为温敷袋主材料，原因是红豆加热后天然蒸汽保温力强、香味宜人，有舒压作用，可反复加热，使用非常环保。温敷袋的样式和大小，可依据身体各个部位的热敷需求来做变化。本书介绍最实用的六款敷袋版型，只要跟着本书准备基本工具与选择布料，自己就能动手制作专属的养生红豆敷袋。

准备基本工具

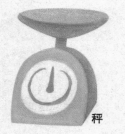

秤

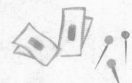

强力夹或固定针

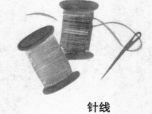

针线

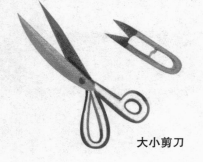

大小剪刀

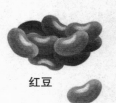

红豆

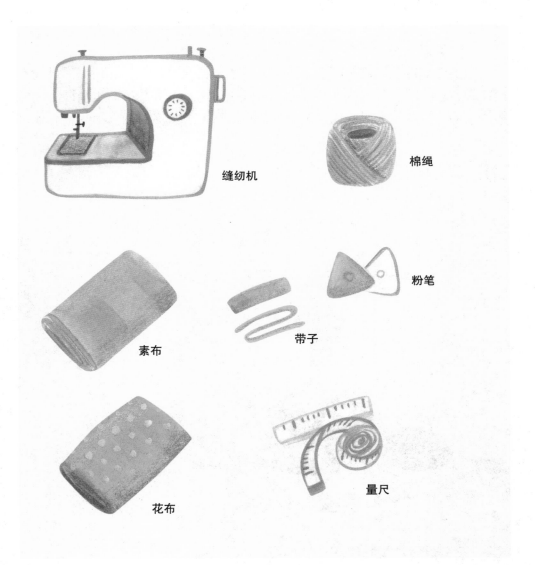

缝纫机

棉绳

粉笔

素布

带子

花布

量尺

温暖习作一次学会，开始练习

点揉红豆球可以用来帮自己或家人定点按压全身的穴位，把手的设计方便抓握，早晚用于脸部或头部按摩非常舒服。用来给婴儿按摩也很顺手，但要注意的是，宝宝的肌肤比较敏感，加热温度不要太高，微微温热就有效果喔！

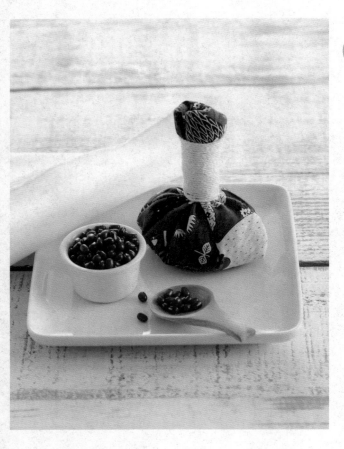

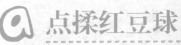 点揉红豆球

建议布料：0.3~0.4mm 斜
纯棉、纯棉纟
布
适用部位：脸、头、全身
位部位

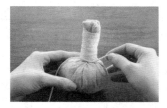

● 步骤做法

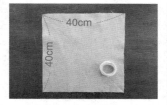

1. 准备一片方形布、一段棉线，170cm以上。

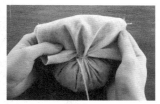

4. 上方布料往后折下。

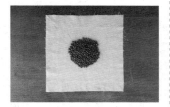

2. 布中间放适量红豆。

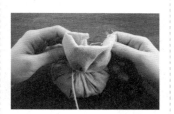

5. 整理布料，将两侧往内收干净。

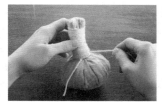

7. 再从上方往下缠绕拉紧。

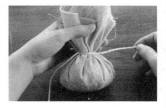

3. 以棉线绑起固定。（打结后棉线需一侧长一侧短，两侧长度比约1:5）

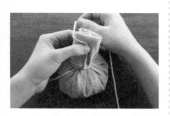

6. 先将长度较长一侧的棉线往上拉。

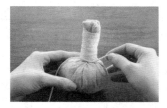

8. 绕到最下面时，与下方的线头打结固定。

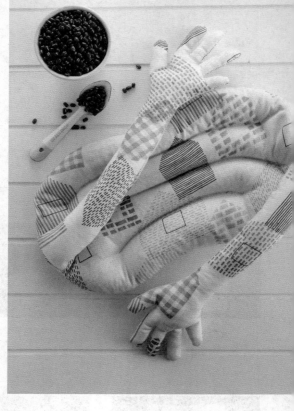

枕型红豆敷

建议布料：0.5~0.9mm 纯棉帆布、棉麻

适用范围：头、颈、背、臀、温脚箱、被窝

排片方式

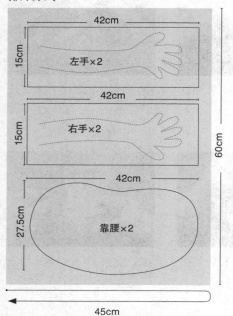

枕型红豆敷是很方便使用与制作的类型，选择天然、舒适、透气及质感挺一点的布料比较好。大小尺寸可以依照个人身材或需求调整，填入的红豆量也可适量增减。但因为大量的红豆比较重，所以必须分层让红豆平均分布，热度才会均匀。

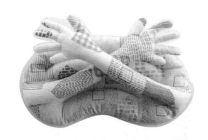

● 步骤做法

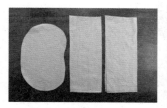

1. 依版型裁布。

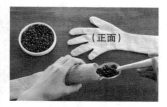

4. 双手填充红豆或棉花。

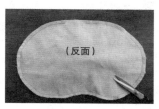

（反面）

6. 车缝一圈，在上方留下一返口并在弧度地方剪牙口。

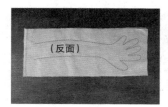

（反面）

2. 将布料对折，车缝出双手轮廓。

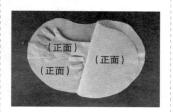

（正面）（正面）（正面）

5. 将双手夹在靠腰上、下片之间（两只手方向相反，一只朝左，一只朝右）。

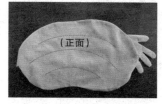

（正面）

7. 翻回正面后压线。

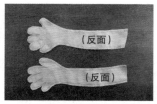

（反面）
（反面）

3. 沿着车缝线外约1cm处，剪下双手并剪牙口。

翻回正面

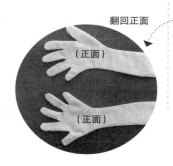

（正面）
（正面）

8. 从返口处填充红豆，再以藏针缝缝合开口，即完成。

● 步骤做法

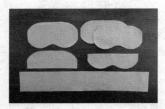

C 舒压眼罩

1. 依版型裁布，眼罩为可替换式，有外罩与红豆内袋两部分。

(1) 松紧带外布条制作

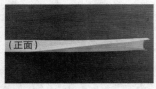

（正面）

2. 将松紧带外布条两长边分别往内折1cm后对折。

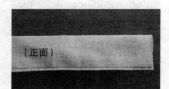

（正面）

3. 从正面边缘压一道线。

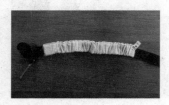

4. 穿入松紧带。

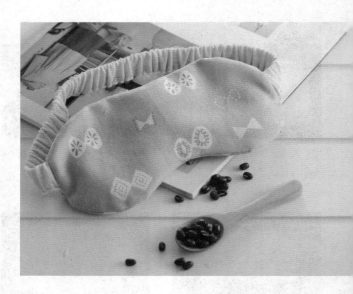

排片方式

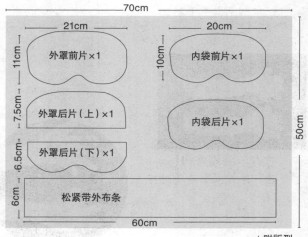

70cm

21cm
11cm
外罩前片×1

20cm
10cm
内袋前片×1

7.5cm
外罩后片（上）×1

内袋后片×1

6.5cm
外罩后片（下）×1

50cm

6cm
松紧带外布条

60cm

★附版型

(2)内袋制作

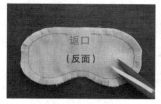

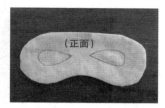

5. 将内袋布前后片正面对正车缝一圈,上方留一返口,并剪牙口。

6. 翻回正面,双眼压线一圈(双眼中间不填红豆)。

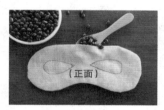

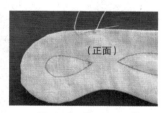

7. 从上方填入红豆。

8. 填充完成后,以藏针缝缝合开口,内袋完成。

(3)外罩制作

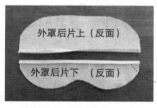

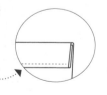

9. 外罩后片(上)及外罩后片(下)皆在直线处折两下,并各车缝一道(外罩上下片不用缝合)。

(4)外罩与松紧带结合

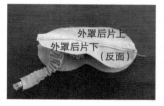

10. 将外罩后片(上)及外罩后片(下)如图放置于外罩前片上,松紧带夹在外罩前片与后片侧边正中间。

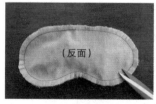

11. 车缝完整一圈,弧度地方剪牙口。

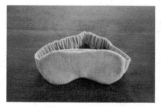

12. 翻回正面。将内袋放入外罩即完成舒压眼罩制作。

肩颈酸痛的人最好经常进行温敷，使用电脑或看电视时，利用披枕型的红豆敷，同时兼顾前胸、肩膀、后颈与肩胛骨部位，一举数得。但因为形状不规则，所以一样要进行分格，让红豆不会全都往下掉。

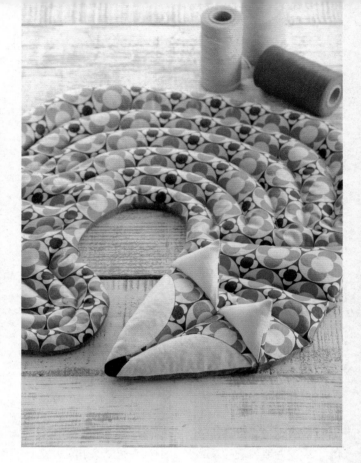

肩式披枕

适用部位：肩、上胸、上背
建议布料：0.5~0.9mm 纯棉帆布、斜纹纯棉、牛仔

排片方式

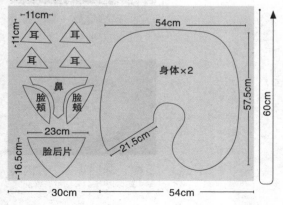

● 步骤做法

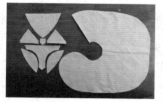

1. 依版型裁布。

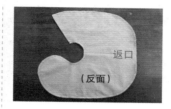

4. 狐狸身体部分正面对正面车缝一圈,剪牙口并留一返口。

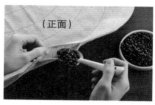

7. 从返口处填入红豆。

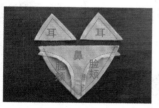

2. 脸部依图示排片并车缝。脸前片与脸后片正对正依红线缝合。耳朵也正对正依红线缝合。

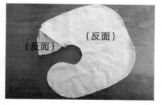

5. 将狐狸头部翻回反面与身体反面缝合,弧度地方剪牙口。

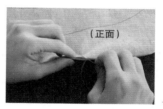

8. 填充后以藏针缝缝合开口,即完成。

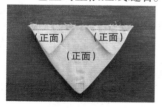

3. 脸部、耳朵翻回正面,并将耳朵与脸部的前片接缝,完成头部制作。(脸后片与前片请勿缝合,以留口填入红豆)

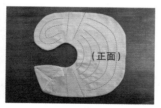

6. 翻回正面后压线。

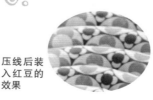

压线后装入红豆的效果

POINT.

正面压线时需加强回针距离,填入红豆时才不会轻易绷开。

袜套型红豆敷，就像袜子一样套在脚上。办公的时候，或读书的时候，可以温敷双脚。因为袜子服帖肌肤的程度比较紧密，所以不要加热到太高温，不然较容易烫伤。

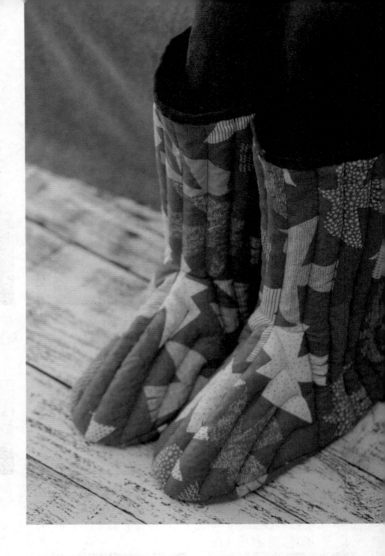

排片方式

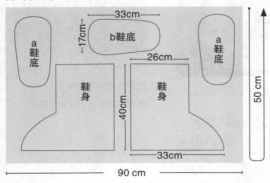

袜式脚套

适用部位：脚
建议布料：斜纹纯棉

● 步骤做法

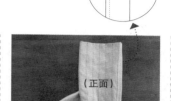

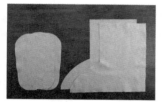

1. 依版型裁布。

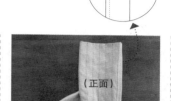

4. 左右鞋身于后方以二折缝方式接合,翻回反面。

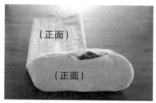

7. 将鞋子翻回正面,从返口处填充鞋底红豆并缝合。

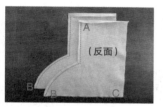

2. 两片鞋身正面对正面车缝A点到B点,有弧度的地方剪牙口。

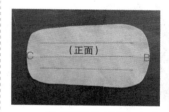

5. a鞋底两片反面对反面,压缝直线(间距约3cm)。

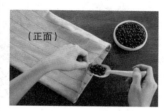

8. 从鞋子上方填充鞋身红豆。

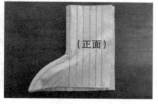

3. 翻回正面,压缝弧线与直线(间距约3cm)。

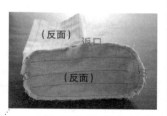

6. a鞋底与鞋身车缝接合,留一返口,再与b鞋底正面对正面车缝一圈,留一返口。

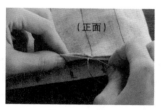

9. 以藏针缝缝合开口即完成。

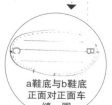

a鞋底与b鞋底
正面对正面车
缝一圈

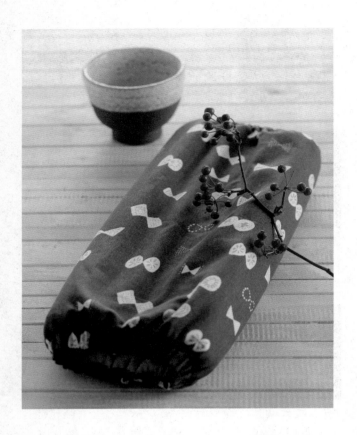

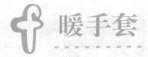

暖手套

排片方式

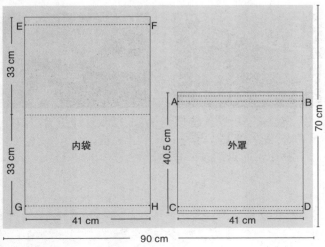

内袋

外罩

E　　　　　F

33 cm

33 cm

G　　　　　H

41 cm

A　　　　　B

40.5 cm

C　　　　　D

41 cm

70 cm

90 cm

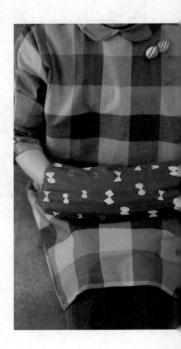

● 步骤做法

(1)内袋制作

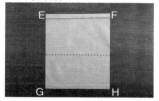

1. 制作内袋。两短边往内折1cm。

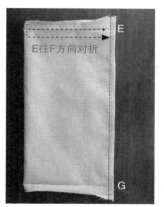

2. E往F、G往H方向对折,车缝E到G直线。

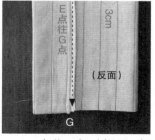

3. E点往G点对折后,每隔3cm压一道线。

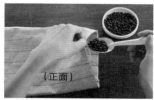

（正面）

4. 从上方填充红豆。

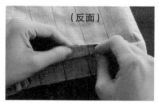

（反面）

5. 填充后以藏针缝缝合开口,即完成。

(2)外罩制作

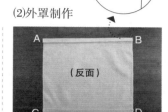

6. 先将上下折两下,约2.5cm宽(可穿入松紧带的宽度)。

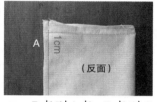

（反面）

7. B点对A点,D点对C点左右对折后车缝一道,上下两边皆须留下约1cm的宽度不车。

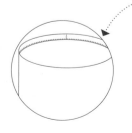

（正面）

8. 翻回正面后,松紧带处压缝一圈,并穿入松紧带,外罩完成。

(3)将内袋放入外罩,暖手套即可完成。

懒人版肩式披枕

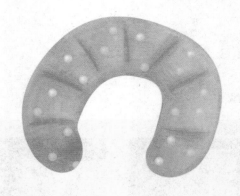

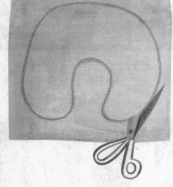

1. 在描图纸上画出两个甜甜圈形的图案，外圈直径45cm，内圈直径8cm，外围预留缝份约1cm。

2. 剪下描图纸上的图形。

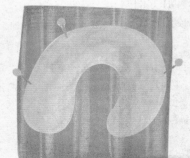

4. 照着纸形裁剪两片相同形状的布材。

3. 将描图纸以珠针固定在布材上。

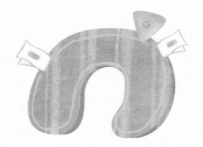

5. 将两片甜甜圈以强力夹固定, 用粉笔在布上画出约1cm的缝份。

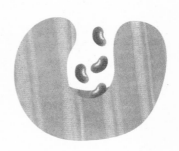

8. 整平布料。

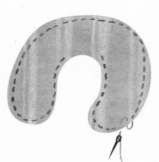

6. 将内外圈缝合, 在上方预留填装红豆的开口。

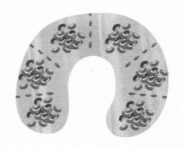

9. 缝六等分隔线, 底部不缝死, 再依序填入红豆, 直到整个完成。

7. 从开口处翻至正面。

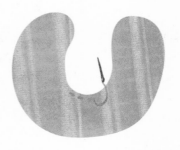

10. 最后把预留的开口缝合。

无须缝纫工具，
一只袜子就能做的温敷红豆球

不会使用针线和缝纫机的人，也能利用漂亮的
袜子或无纺布袋做出专属温敷袋。

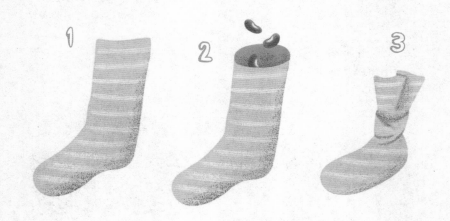

短时间完成

将适量红豆装入袜子中，袜口打个结即可做出一个温
敷红豆球，简单不费时。

款式变换多

自由选择喜欢的花样和材质（棉质最佳），材料取得
不费力。

使用方便

放入的红豆量可以随自己的使用习惯增加或减少，红
豆越多保温时间越长。清洁、更换都很容易。

Chapter 4

每天红豆敷一下，
日常保养这样做

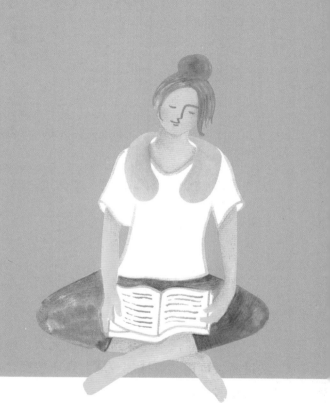

　　在行医经验中，我始终强调"养生先于预防，预防胜于治疗"。养生的含义是在平时养成良好的作息、饮食、保养身体的习惯，加上心理状态的强化，将正向能量加注于自己，相信身体的自愈力；而预防，则是我们预想到未来可能发生的疾病，或是以前曾发生过的疾病，通过不同的方式避免这些疾病发生。最后手段才是治疗，是在疾病发生之后根据疾病的性质来医治。养生、预防、治疗这三个步骤都可以通过温敷来完成，但是须有主次顺序，我强调的是养生为健康之本，一旦把身体的基石打好，加强身体自愈的能力，疾病就不容易找上门。现在，就让我们一起用红豆来养生吧！

晨起温敷

神清气爽，消除水肿

类型
点揉红豆球

时间：3~7min ｜ 温度：42~47℃

可添加药草
迷迭香

温敷步骤

　　早上很难醒过来，醒后昏沉无力，脸部浮肿，头颈部僵硬的人，起床梳洗过后，可用"点揉红豆球"点压按揉，从后颈部风池穴到前颈部颊车穴，按压锁骨上方凹陷处约1分钟，然后从下巴往两颊方向压敷，再从鼻梁开始绕眼周轻轻压敷，绕三圈后，敷眼皮30秒，最后再压敷前颈部与锁骨上方凹陷处约1分钟。不仅能排水消肿，也能增加大脑血液与氧气供应，让头脑清晰。

运动后温敷
舒缓肌肉，轻松不紧绷

点揉红豆球、肩式披枕、袜式脚套、枕型红豆敷

时间： 10~20min ｜ **温度：** 42~47℃

可添加药草
威灵仙、延胡索

温敷步骤

在运动后感觉肌肉不适或酸痛时，可以利用温敷舒缓，使局部的血管舒张、紧绷肌肉群变得柔软，帮助身体移除造成慢性疼痛的发炎物质或乳酸堆积。

依照身体四肢不同部位选择适当的温敷工具，大腿部及背部适合使用枕型红豆敷，小腿可使用袜式脚套，肩部及后背部可使用肩式披枕，手臂使用点揉红豆球。进行温敷后搭配做些伸展动作，可降低肌肉痉挛并放松情绪。

睡前温敷
松筋宁神，一夜好眠

类型
枕型红豆敷

时间：不限　|　温度：42~50℃

可添加药草
鼠尾草、薰衣草、猫薄荷

温敷步骤

　　许多人容易在睡前想东想西、脑子乱转，没办法放松身心，导致难以入睡或浅眠多梦，可以用枕型红豆敷在脖子下方温敷。红豆香气有安定心神的功效，温敷能放松颈部至头部僵硬的肌肉，疏通膀胱经，让身心能够很快安稳下来，可以很快入眠且睡得比较安稳。

　　气温骤降时，总要躺好久被窝才能暖起来的人，枕型红豆敷除了可以枕在脖子下外，也可以在入睡前加热放在脚底，再以棉被覆盖直到天亮，可以驱除寒冷，改善睡眠质量。

女性温敷

养子宫，顾卵巢

点揉红豆球

时间：10min │ 温度：40~45℃

可添加药草
艾叶、延胡索

温敷步骤

女性活力健康的来源在于卵巢及子宫，如果卵巢及子宫保养得宜，月经周期顺畅、气血循环好，就不易老。要保养子宫卵巢，我的首选为三阴交、子宫及带脉穴。

有妇科问题的女性，按揉三阴交穴会有较深层的酸痛感，表示在此穴位气血不顺畅，许多人在温敷按摩三阴交穴并搭配内服药后，妇科问题都有很好的改善。带脉穴则可以让我们的腰腹和骨盆子宫经络气血运行正常，再搭配温敷子宫穴去除身体寒湿，效果更好。

温敷方式为使用点揉红豆球温敷三个穴位各10分钟，温敷顺序为由上到下，分别是带脉、子宫、三阴交，女孩从十岁左右就可开始温敷，可让初经顺畅；更年期过后也可以温敷，能防止停经后子宫卵巢气血滞涩，减缓更年期综合征。

男性温敷
扶正培元不疲劳

点揉红豆球

- -

时间： 10min | **温度：** 40~45℃

可添加药草
陈皮、川芎

温敷步骤

　　足三里在我心中是男性温敷穴位的首选，原因是其能扶正气、培元气，性质平和，偏平补的作用，且有健胃排湿的功能。男性本是偏向阳性的体质，又常常需要应酬，喝酒、大鱼大肉免不了，所以许多男性的体质是偏热、偏湿的，虽然常常觉得身体疲累，却是由湿热困住身体所引起，不适合长期温敷太温补的穴位。这时候温敷足三里穴，不但能够增加元气，也能够和肠胃、消食滞，清热化湿，把湿热排掉，精神自然就清爽了起来。

　　方法为先按压左右足三里穴各1分钟后，使用点揉红豆球于左右足三里穴温敷10分钟，每周3次，持续一个月以上，可以收到不错的效果。

婴儿温敷
预防胀气、便秘、肠绞痛

点揉红豆球

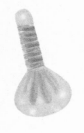

时间：3~5min | **温度：40~42℃**

可添加药草
陈皮、山楂、吴茱萸

温敷步骤

　　婴儿或幼儿胀气、便秘、肠绞痛适合使用点揉红豆球温敷，父母可先在手腕内侧测试热度，以温热不烫手为宜。隔着衣物轻轻覆盖宝宝肚脐以下腹部约10秒，然后以肚脐为中心，顺时针缓慢轻柔按压腹部10~15圈，最后停留在下腹部10秒就完成了。

　　按压时要随时注意宝宝的表情，如果有不舒服或哭闹的情形，应暂停按压与温敷动作。

　　胀气严重的婴幼儿也可以使用点揉红豆球温敷脚底的涌泉穴，温敷时间3~5分钟，有引气下行的功能，在红豆球内加入干燥吴茱萸效果更好。

儿童温敷
长个、增肌肉、强脑力

类型

点揉红豆球、枕型红豆敷

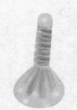

时间：30~40min | **温度：40~45℃**

温敷步骤

　　正值发育期的儿童或青少年，可以使用点揉红豆球或枕型红豆敷温敷脚底的涌泉穴15分钟，温补肾气，再用点揉红豆球温敷腹部的气海、关元穴15分钟，加强补气养血。点揉红豆球的大小可以将这两个穴位一次温敷到，温敷完会觉得全身上下都热了起来，隔天上课精神也会变好。一周温敷3或4次，持续3个月以上，能让身体强壮，提高免疫力。身高低于平均值的儿童可以增加温敷频率至一周四五次，能促进生长发育。

老人温敷
强化精力体能

枕型红豆敷

- -

时间：30~40min | **温度**：40~45℃

可添加药草
干姜、茴香、桂枝

温敷步骤

肾气及命门火是生命的根源。当年纪越来越大，肾阳及命门之火会逐渐耗尽，如"风中残烛"。所以年纪大的人会发现体力一年不如一年，开始出现容易喘、疲倦乏力、尿频、怕冷、腰脚酸软的症状；年轻时食欲明明很好，年纪越大食欲却越来越差，都是由肾阳渐衰造成。命门穴及肾俞穴是温补肾阳的两大要穴，加强温敷命门穴及肾俞穴，就像是为身体的火炉重新点火一样，可以增强体力，减缓衰老。

温敷方法为在俯卧的时候将枕型红豆敷置于腰部肾俞穴及命门穴位置15分钟。由于两穴位距离较近，所以可以同时温敷。如果在睡前温敷，可以敷上后直接入睡，对于老年人阳虚失眠也有很好的帮助。

老人温敷
强化膝盖力量及活动度

枕型红豆敷

时间：30~40min | **温度：40~45℃**

可添加药草
威灵仙、细辛、干姜、怀牛膝

温敷步骤

　　膝关节常常酸软无力的人，尤其是老年人，可将枕型红豆敷放在膝盖位置。温敷时要保持呼吸自然，心情放松。每侧膝盖温敷15~20分钟，每天1或2次，能增加膝盖的气血流量，强化软组织的延展性和关节活动度，对于天气变化造成的酸痛也有缓解作用。

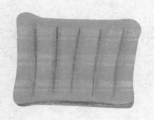

Chapter 5

预防先疗，对症温敷

上一章提到几种日常养生的温敷法，这一章要分享的是预防及治疗的温敷法。上一章强调，"养生先于预防，预防胜于治疗"，但如果平常疏于保养，身体时常有大大小小的症状出现，这时候纾解这些病症就很重要了。中医把人体视为一个阴阳、气血平衡的整体，当某一处出现滞涩、气血不畅通，会影响到整体的平衡。临床上常常发现，若一个人的脚踝有问题，那么他的骨盆及脊椎通常也会有歪斜，也就是说，身体的变化通常是牵一发而动全身的，千万不要认为身体一些症状很轻微就不去理会。

妇女生理痛

时间：20~40min
温度：45~55℃

使用工具：点揉红豆球、枕型红豆敷

温敷位置

八髎、子宫

很多女性在生理期时都会疼痛，许多人会选择服用止痛药来减缓疼痛，其实，中医也有方法可以缓解生理痛，但我们更须注意的是，"痛"背后的意义。大部分的生理痛是由气滞血瘀引起，这个瘀滞可能在子宫卵巢或是经络上，我们可以用温敷、药物或针灸加以疏通，一旦气血顺畅，疼痛就可以缓解。若是长久不去理会生理痛这个警讯，让气滞血瘀日渐严重，可能会产生更多症状及问题，如生殖问题、子宫疾患等，其严重性不容小觑。

经前综合征严重，或经来腹痛的女性，可以在月经来潮前的3~5天，每天至少温敷八髎穴及子宫穴20分钟，可前后同时温敷，也可先敷八髎穴再敷子宫穴，能排除子宫寒湿，温通经络，减缓经前综合征。经来时如果有经痛感，可以以双手食指指尖按压两嘴角正下方约1.5寸处3分钟，需按至有酸胀感，并加强温敷八髎穴及子宫穴30~40分钟，可减缓疼痛，帮助子宫收缩。

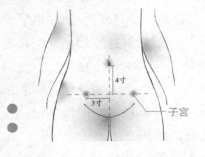

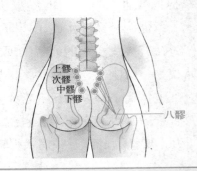

颈部僵硬

时间：20~40min
温度：45~50℃

使用工具：肩式红豆披枕、枕型红豆敷

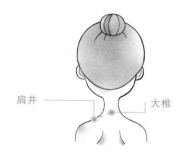

肩井 ——— 大椎

温敷位置
肩井、大椎

　　脖子肌肉过度疲劳，受到风寒入侵，会影响脑部气血循环，造成头脑混沌，也可能有失眠及手麻的情形，许多身心疾病都可能发生。要顾好脖子的健康，第一要务就是保暖及放松。

　　治疗颈部僵硬，每日早晚可缓缓前后运动颈项10次，再左右转动颈项10次，使肌肉放松后，进行15分钟的肩井、大椎穴温敷，可减轻肩颈部酸痛并改善睡眠，使通往脑部的气血顺畅，思虑清明。

头痛

时间： 20~30min
温度： 43~45℃

使用工具：点揉红豆球

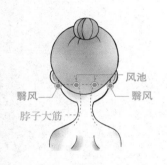

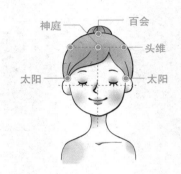

神庭　　　　百会

头维

太阳　　　　太阳

風池

翳风　　　　翳风

脖子大筋

温敷位置

百会、神庭、风池、头维、翳风、太阳

偏头痛（太阳穴处疼痛）与遗传、神经及内分泌失调有关，主要是由于脑部血管激烈收缩或扩张造成。前额痛则多为压力、过度疲劳、睡眠不足所致。后脑痛则是由颈部肌肉僵硬牵连至后脑肌肉引起，又称作紧缩性头痛。

以上三种头痛，都可用点揉红豆球先温敷百会穴10分钟后，偏头痛再敷太阳穴及翳风穴，前额痛找神庭穴及头维穴，后脑痛找风池穴，各温敷5分钟，可以缓解头痛症状。

平常头痛没有发作时也可以遵循此方法温敷，有预防头痛发作的效果。

耳鸣

时间：20~30min
温度：43~45℃

使用工具：点揉红豆球

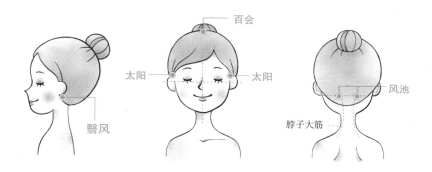

百会

太阳

太阳

翳风

风池

脖子大筋

温敷位置

翳风、太阳、风池、百会

耳鸣是由脑部、耳朵末梢血液循环不良或神经受损所引起，情绪压力、失眠、梅尼埃病、感冒……都有可能造成耳鸣。治疗耳鸣须治标及治本并重，也就是要找出耳鸣是哪一种原因引起。如果是因为压力或睡眠，必须改善睡眠、减轻压力；如果是感冒或是鼻窦炎引起，则必须将感冒和鼻窦炎治好。另一方面，要加强脑部及耳部的气血循环，防止瘀阻。

温敷翳风、太阳、风池、百会穴可以加强脑部及耳部的气血循环，减缓耳鸣，也可以防止听力退化。利用点揉红豆球温敷百会穴5分钟，再依序温敷风池穴、翳风穴、太阳穴各3分钟，最后将点揉红豆球置于耳朵前方轻轻揉20下，急性期建议每日温敷。

失眠

时间： 20~40min
温度： 45~55℃

使用工具：肩式红豆披枕、枕型红豆敷

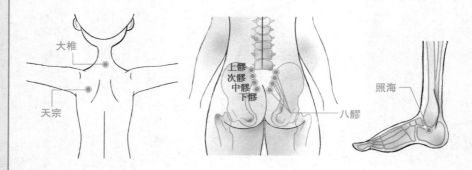

大椎

天宗

上髎
次髎
中髎
下髎

八髎

照海

温敷位置

大椎、天宗、八髎、照海

　　有不易入睡问题者，睡前可以躺在床上，用枕型红豆敷温敷颈项处，然后依照肩膀、上背部、下背部由上往下移，包括大椎、天宗、八髎等穴位，每处停留5~10分钟，最后将2或3个红豆敷放入脚底棉被中直接睡觉。

　　如果有口干舌燥、心烦睡不着、手心发热、腰酸的症状，可以增加温敷照海穴5~8分钟，能够滋肾阴、降心火，从而有助眠的效果。

　　睡前温敷的温度不宜太高，流汗过多反而不易入睡，慢慢加温，身体会开始萌生睡意，也能有效消除焦虑的情绪。

肩关节炎

时间：20~30min
温度：43~45℃

使用工具：肩式红豆披枕

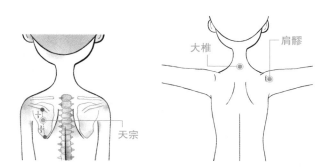

温敷位置

大椎、天宗、肩髎

　　肩关节劳损过度，容易造成肩部旋转肌紧绷发炎及夹挤综合征，临床上多见于家庭主妇或需常常劳动的人，如果有肩关节活动时疼痛，无法梳头、穿衣，手举不起来，甚至睡觉碰到会痛醒的症状，可以每天按压大椎、天宗、肩髎穴各10下，再温敷各穴位10分钟，可放松肩部旋转肌的四条肌肉，减缓夹挤综合征。

　　待疼痛症状稍缓解后，需要多做爬墙运动及拉毛巾运动以预防肌肉粘连而形成五十肩。

肩颈酸痛

时间：20~30min
温度：45~55℃

使用工具：肩式红豆披枕

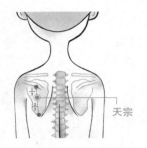
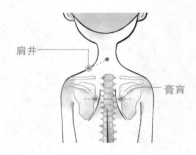

温敷位置

天宗、膏肓、肩井

　　肩颈酸痛是门诊中最常遇到的症状之一。现代人长时间使用电脑，常常姿势不正确或不知不觉有耸肩的动作，造成肩颈的斜方肌、提肩胛肌、大小菱形肌常处于紧绷状态，形成筋结。预防肩颈紧绷，使用电脑时手肘需呈90°，肩膀放松，并且每30分钟活动肩关节避免肌肉僵硬。

　　温敷肩井、天宗及膏肓穴可以放松斜方肌、提肩胛肌、大小菱形肌，对于肩部紧绷僵硬有很好的帮助，温敷前先缓慢地前后左右活动颈部各10次，再用指腹按压肩井，力度由轻至重，再由重至轻，以有酸胀感为宜，约3分钟，再按压天宗穴1分钟，接着使用肩式红豆披枕温敷天宗穴和膏肓穴15分钟，使肩部的血气运行通畅。

妈妈手

时间：15~20min
温度：43~48℃

使用工具：点揉红豆球

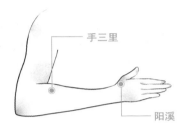

手三里

阳溪

温敷位置

阳溪、手三里

　　妈妈手是因长时间施力不当、使用过度，造成手腕背侧拇指侧的支持带出现增厚，压迫到其下方的伸拇短肌及外展拇长肌肌腱和滑膜，引起发炎肿胀而成。症状为手腕大拇指关节肿胀、疼痛、大拇指活动受限。

　　急性发作时，必须让手适当地休息，减少进一步的伤害，并行温敷。平时也要使用护腕避免肌腱过度摩擦。

　　温敷前先从大拇指根部至手腕处进行按摩，单手约3分钟后换另一只手，然后使用点揉红豆球温敷阳溪穴5分钟，再温敷手三里穴5分钟。可以放松紧绷的肌腱及滑膜，减缓妈妈手。

风寒感冒

时间：20~40min
温度：45~50℃

使用工具：点揉红豆球、枕型红豆敷

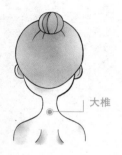

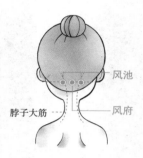

风池
脖子大筋 —— 风府

大椎

温敷位置
风池、风府、大椎

风寒感冒是因为体表卫气虚弱，风寒之邪进入体表造成的一连串症状。症状包括畏寒、不出汗、头痛、全身酸痛、鼻塞流清涕、咳嗽吐稀白痰、想喝热饮等。这个时候做穴位温敷可以提振体内阳气卫气，帮助风寒排出。

方法是用枕型红豆敷或点揉红豆球先温敷风池及风府穴10分钟，再温敷大椎穴10分钟，温度以感觉微微发烫为宜，使身体稍稍出汗最好，如果尚未出汗，可以延长温敷时间或稍稍提高温度。温敷完毕再喝一碗姜汤使发汗更彻底，有助于祛除体内寒气，达到治疗风寒感冒的效果。

鼻过敏

时间：20~30min
温度：45~50℃

使用工具：点揉红豆球

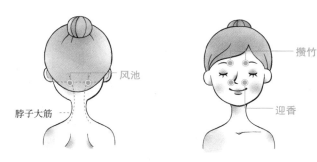

攒竹

风池

脖子大筋

迎香

温敷位置
迎香、风池、攒竹

　　鼻过敏症状为打喷嚏、流鼻涕或鼻塞、鼻痒、眼睛痒、张口呼吸、夜间打鼾等，四季中通常冬天或换季时较严重，一天中早上症状较明显。在我的经验中，除了空气污染问题外，最容易使鼻过敏发作的就是寒气，这也是为什么在冬天或清晨过敏会特别严重。维持鼻腔及后颈部气血畅通温暖，可以减缓鼻过敏发生频率及症状。

　　预防及治疗鼻过敏的症状，每天使用点揉红豆球温敷风池穴、迎香穴、攒竹穴各10分钟，再按揉迎香穴3分钟，可增加鼻部及头颈部血液循环，鼻塞也很快就会通了。

气喘

时间：10~20min
温度：45~50℃

使用工具：点揉红豆球、枕型红豆敷

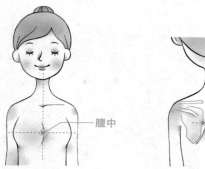
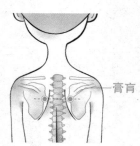

膻中

膏肓

温敷位置
膏肓、膻中

　　在现代，因为空气质量差、加工食品盛行，小朋友气喘病例较过去多了不少，天气一变化就开始喘的病例很多，甚至很多大人也不例外。气喘的小朋友，多因肺气虚弱，气管敏感容易受到外在空气、温度变化影响。且肺吸入的清气不足，连带化生的营卫之气也不够，所以多体弱，或消瘦或虚胖，精神也不好。这类型的小朋友，可以常温敷膏肓穴及膻中穴，有扶阳固卫、补肺气、调和全身气血的功能，定期温敷可减缓气喘发作频率及强度。

　　温敷时先采取趴卧姿势，使用格状红豆敷或点揉红豆球温敷膏肓穴10分钟，再采用躺卧姿势温敷膻中穴10分钟，一周可温敷5~7次。

胸闷心悸

时间：10~20min
温度：45~50℃

使用工具：点揉红豆球

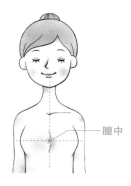
膻中

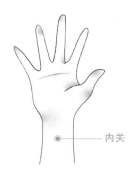
内关

温敷位置

内关、膻中

　　很多人常常觉得心悸、胸闷，需要大口吸气才吸得到空气，去检查却又没有器质性的问题，这种症状常常是因为胸中大气不畅造成，此时温敷按压内关及膻中穴有很好的缓解效果。膻中穴可以顺气兼补气，调畅胸中之气，而内关穴可以放松膈、调节心律，两穴相辅助，效果更好。

　　一边深吸深吐气，一边按揉内关穴及膻中穴各3分钟，之后温敷10分钟，可以缓解不适感。

　　对于胃食管反流造成的胸闷心悸，常温敷内关穴也可以有和胃降逆的效果。

下半身水肿

时间：30~40min
温度：45~55℃

使用工具：点揉红豆球、枕型红豆敷

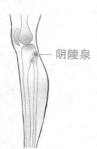
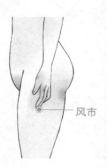

阴陵泉

风市

温敷位置

风市、阴陵泉

　　久站、久坐、容易有下半身水肿症状的人，通常水分代谢及下半身循环较差，也较容易肥胖。阴陵泉穴属于脾经，温敷阴陵泉穴对于水肿的效果有两个层次，一是可以使湿气排出，二则可以借由补脾来减少湿气产生，防止水肿；风市穴则可以帮助排出较黏滞的湿气，又称痰湿，对改善下半身肥胖有很好的效果。

　　将双手握拳敲风市穴50下并按压阴陵泉穴50下后，再使用点揉红豆球各温敷15分钟，可以帮助排除湿气。风市穴位处肌肉较厚的人，也可使用枕型红豆敷加强温敷。

眼睛疲劳

时间： 10~15min
温度： 42~46℃

使用工具：点揉红豆球

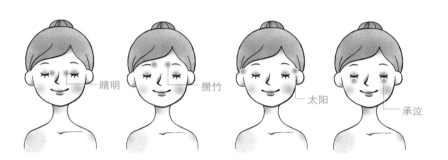

睛明　攒竹　太阳　承泣

温敷位置

睛明、攒竹、太阳、承泣

现代人手机、电脑一用就好几个小时，所以常常感觉眼睛疲劳干涩，视力模糊，这是由睫状肌与眼球肌肉疲劳、僵硬造成的。另外，眼压过高、泪液分泌不足、长时间配戴隐形眼镜及视网膜营养不足也有可能造成眼睛疲劳。

按压温敷眼周的穴位对眼睛疲劳有很好的缓解效果，能放松紧绷的眼周肌肉、增加泪液量并稳定泪液薄膜，也能够促进眼周的血液循环。

先用拇指依序按压睛明、攒竹、太阳、承泣穴各5秒，重复10个循环；再用点揉红豆球依上述方法温敷这四个穴位，重复10个循环，最后将点揉红豆球置于眼睛上方温敷10分钟。

腰酸背痛

时间：10~30min
温度：45~50℃

使用工具：点揉红豆球、枕型红豆敷

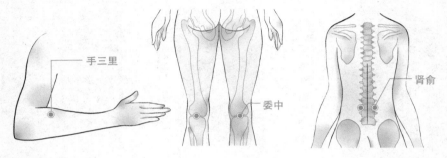

手三里

委中

肾俞

温敷位置

委中、手三里、肾俞

　　腰部是人体中枢，也是转动人体的重要支架。劳累过度，长期腰肌劳损，容易让风寒湿气入侵背部的膀胱经，造成酸痛。温敷刺激委中穴能振奋整个膀胱经，疏通腰背的气血。而温敷手三里穴则可以放松腰背的肌肉。

　　左腰酸痛时，按压右手手三里穴15下，一边轻轻转动腰部，再热敷右手手三里穴及右脚委中穴10分钟，最后俯卧，用枕型红豆敷温敷肾俞穴10分钟，能有效放松腰部肌肉。

便秘

时间：10~20min
温度：45~50℃

使用工具：点揉红豆球

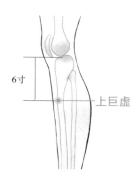

6寸

上巨虚

温敷位置

上巨虚

　　现代人低纤维的饮食习惯、久坐的生活习性，使得大肠蠕动缓慢，容易便秘；便秘本身虽然不是一种严重的疾病，但当废弃物无法排出堆积在体内时，会引发各种症状。除了多吃高膳食纤维的食物如青菜、粗粮以外，因膳食纤维需要吸收水分以增加体积、促进肠胃蠕动，也要注意多喝水。

　　温敷上巨虚穴有通腑泄热、活血散结、祛瘀排脓的功效，常常温敷上巨虚穴能够增进大肠蠕动，使大便顺畅。

消化不良

时间：10~30min
温度：45~50℃

使用工具：点揉红豆球、枕型红豆敷

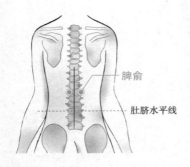

脾俞

肚脐水平线

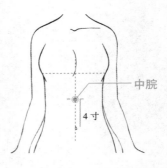

中脘

4寸

温敷位置

中脘、脾俞

　　消化不良常见症状包括打嗝、胀气、恶心、腹胀，是由于肠胃运动不正常，食物停留在胃中过久，无法正常排送至肠道导致。诱发原因包括脾胃气虚弱、过食油腻辛辣造成气滞食积、对特定食物过敏等。

　　温敷中脘穴能增强胃蠕动，消除气滞食积，帮助消化，而脾俞穴有健脾、和胃、利湿的作用，可以增强脾胃消化吸收的功能。用中指及食指两指合并按揉中脘穴，停留约10秒后松开，持续10~15下后再温敷中脘及脾俞穴各10分钟。可以每日或隔一日温敷，以达到好的保健效果。

胃酸过多

时间：10~20min
温度：45~50℃

使用工具：点揉红豆球、枕型红豆敷

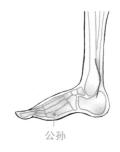

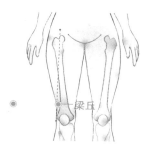

温敷位置

梁丘、公孙

　　压力、抽烟喝酒、过食甜食辛辣、肥胖都可能造成胃酸过多，产生胃痛。胃酸往食管反流会出现烧心、慢性咳嗽的症状，时间久了，会破坏黏膜，出现胃溃疡、食管溃疡，甚至癌症。

　　市面上销售的胃药，虽然可暂时中和胃酸，但胃酸中和后就失去杀菌的作用，肠胃反而容易受到病菌入侵，而且人体一旦侦测到胃液的酸碱值变化过度，有时反而会反弹性地分泌更多胃酸。

　　公孙及梁丘穴主脾胃功能，温敷公孙穴可以调节胃酸分泌、促进胃肠蠕动。而温敷梁丘穴则有止胃酸、减缓胃痛的效果。当胃酸过多时，可以按压梁丘穴1分钟后，温敷梁丘及公孙穴10分钟，这样可减少胃酸分泌、止胃痛。

虚寒怕冷

时间：10~30min
温度：45~50℃

使用工具：点揉红豆球、枕型红豆敷

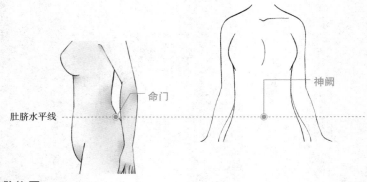

温敷位置
神阙、命门

前面提到，虚寒的人容易怕冷，且怕冷的感觉是由体内深处发出来的，好像身体里有一个冰块一样。这一类型的人，最适合温敷神阙及命门穴。

神阙穴即为肚脐，是身体任脉上的阳穴，与背后督脉的命门穴前后贯穿，此两穴为我们身体的"火炉"，当火不够或是前后运行不够顺畅的时候，就会出现各种虚寒症状。同时温敷神阙及命门穴，就像是帮火炉加柴火一样，可以通行气血，温阳救逆，对虚寒怕冷有很好的改善效果。

温敷时可使用两个点揉红豆球，同时温敷神阙及命门穴10分钟。也可以仰卧，将枕型红豆敷敷于命门穴下，再加上点揉红豆球温敷神阙穴。

贫血

时间：10~30min
温度：45~50℃

使用工具：点揉红豆球

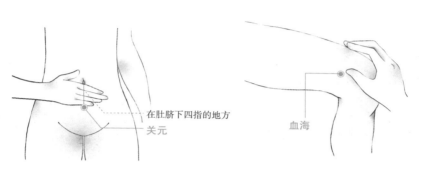

在肚脐下四指的地方
关元
血海

温敷位置

血海、关元

　　中医说的贫血是指身体有"血虚"的症状，如脸色萎黄、唇色爪甲淡白、容易头晕目眩、皮肤干燥、头发枯焦、掉发，与西医中贫血的定义并不相同。血虚的原因很多，如劳心劳力过度、肠胃气血化生不良、失血过多（如女性月经过多）等。血虚的人因为全身气血的供给不足，时间一久，各个脏腑的功能都会下降。

　　温敷或按摩血海穴，对于气血不足、面色偏黄、容易头昏眼花的血虚体质有很好的补养效果。而"气为血之母，血为气之帅"，血必须要有气的推动力量才能顺利在身体运行，所以我们会搭配温敷关元穴，增加血流推动力。

更年期综合征

时间：20~40min
温度：45~55℃

使用工具：点揉红豆球

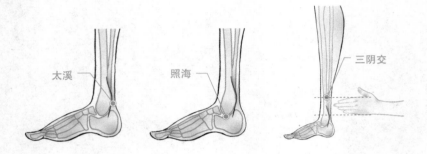

太溪　　照海　　三阴交

温敷位置

三阴交、照海、太溪

门诊中更年期综合征非常常见，又以女性尤多（男性一般症状较轻微，但仍会发生），一般发生在45~60岁之间，出现烦躁易怒、忧郁、头晕耳鸣、口干、失眠、潮热盗汗、头晕心悸、血压升高等症状。这是由于年纪渐长，天癸衰少，肾阴不足，以至于阴虚阳亢、虚火上炎造成。

照海穴有滋肾清热的功能，能补水又清热降火。太溪穴则可以补肾水、强肾气，再搭配三阴交穴加强保护生殖功能，可以延缓老化，改善更年期症状。

方法为使用点揉红豆球温敷3个穴位各10分钟，每周至少3次。

习惯性脚踝扭伤

时间：10~15min
温度：45~50℃

使用工具：点揉红豆球、袜式脚套

丘墟

阳陵泉

太溪

温敷位置

丘墟、太溪、阳陵泉

　　90%的脚踝扭伤发生在外侧，也就是俗称的"翻脚刀"，如果没有好好治疗，容易使外侧韧带的松紧度改变，踝关节的稳定度下降；此外，受伤部位纤维化也会造成踝部活动度下降。有些人扭伤后会进入"扭伤的恶性循环"，也就是旧伤没处理好又再次扭伤，使踝关节更不稳定，然后又再次扭伤。因此扭伤后应该更注意踝关节的保养。

　　温敷丘墟穴及太溪穴能放松外侧脚踝韧带、加强踝部稳定性，而温敷阳陵泉穴可以放松肌腱韧带避免紧绷。方法为使用点揉红豆球于丘墟、太溪、阳陵泉穴各温敷5分钟，有习惯性脚踝扭伤的人可延长时间至10分钟。也可使用袜式脚套温敷15分钟，加强整个足踝的血液循环。

使用者好评推荐

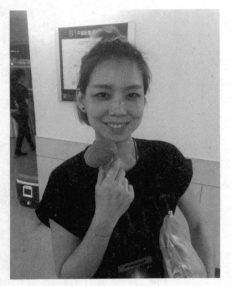

↑早上起床脸有浮肿的问题，严重时眼睛会像金鱼眼，眼袋变得很明显。洗完脸后利用红豆温敷加按摩，疏通脸部淋巴，水肿很快就消了，很简单，很方便！（化妆师，35岁女性）

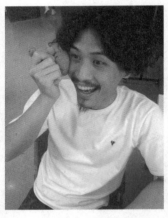

↑即便每周固定看中医调养体质，但因为居住在山区，身体总是感到潮湿寒冷而觉得不舒服。自从用了红豆暖包，早上起床和睡前温敷一下，一天几分钟，真的感受到身体的变化！（演员，35岁男性）

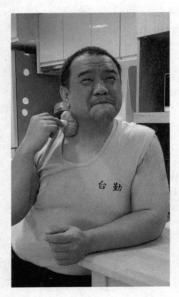

←我的身体非常僵硬，因为经常搬重物，肩颈和手臂的酸痛无法解除，严重时还会发麻。使用红豆温敷搭配推按之后，感受到身体奇妙的变化。后来让妈妈睡觉前将红豆敷袋放在被子里使用，她手脚冰冷的情况改善很多，老人家很喜欢。（销售，43岁男性）

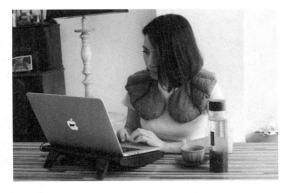

←每天盯着电脑，除了眼睛干涩，最讨厌的是姿势僵硬造成的肩颈酸痛，现在我会随时温敷肩颈，就算一次只敷一两分钟，也能让精神放松，真的很舒服，一定要推荐给周遭亲友！（贸易，37岁女性）

→舞台表演需要很强的专注力，几个小时下来免不了腰酸背痛，回家后我会一个晚上加热好几次，在家温敷省下按摩的时间和费用，晚上变得更容易入眠，非常开心！（鼓手，38岁男性）

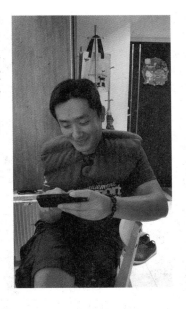

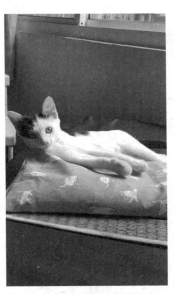

↑天冷的时候猫猫总是缩成一团，躲在棉被里、电器旁取暖。做了加进猫草的专属红豆暖暖包，晚上放在睡垫下，看它窝着睡觉呼噜噜地打呼，觉得好幸福。（学生，19岁女性）

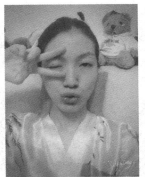

←一直有使用抛弃式暖暖包的习惯，但是觉得不太环保。后来自己做了红豆暖暖包，除可以选择合适的大小形状、重复使用等优点之外，还有红豆加热后香香的味道。不只在家用，我也会带到公司温敷腰部和臀部，消除久坐时下半身肿胀的感觉。（上班族，28岁女性）

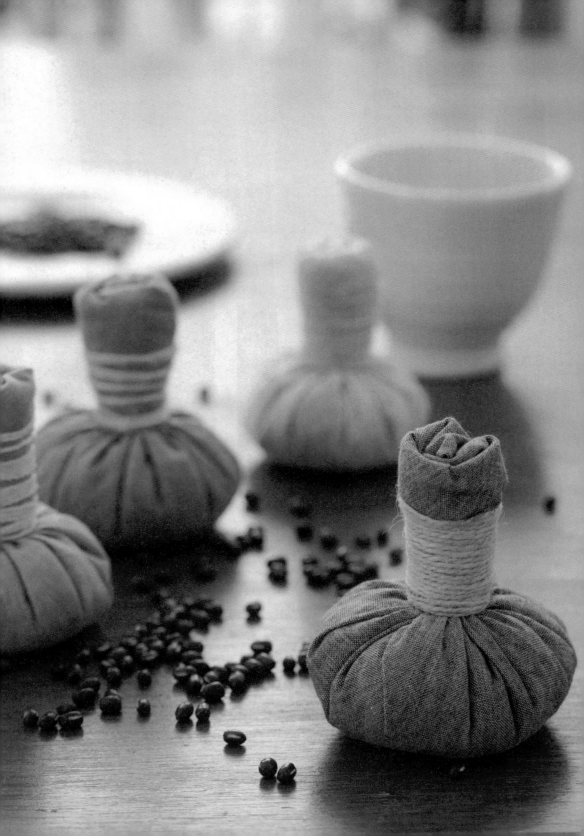

附录

食物属性表

寒凉性食物

● 蔬菜水果类

大白菜、小白菜、竹笋、白萝卜、苦瓜、黄瓜、芦笋、紫菜、荸荠、莲藕、丝瓜、冬瓜、海带、芹菜、茄子、茭白、西瓜、梨、李子、柚子、葡萄柚、奇异果、椰子、橘子、山竹、硬柿子、番茄、莲雾、凤梨、香瓜、绿豆

平性食物

● 蔬菜水果类

卷心菜、红薯叶、红萝卜、花椰菜、菠菜、豆芽、茼蒿、莴苣、芋头、牛蒡、马铃薯、南瓜、香菇、青椒、黑木耳、四季豆、青江菜、芥蓝菜、黄秋葵、红薯、芭乐、苹果、释迦、葡萄、柳橙、枇杷、红柿子、木瓜、草莓、枣子、桃子、香蕉、桑葚

● 谷类

米饭、面粉类、玉米、菱角、黑豆、红豆、豌豆、黄豆、皇帝豆、薏苡仁

● 肉类

鸡肉、牛肉、猪肉、一般鱼肉

发物

杞果、笋、虾、蟹、鹅肉、鸭肉、乳制品

温热性食物

- **蔬菜水果类**

大蒜、葱、韭菜、姜、洋葱、辣椒、九层塔、香菜、龙眼、荔枝、杞果、榴莲

- **谷类**

炒芝麻、花生

- **肉类**

羊肉、鳝鱼、鳗鱼、鹅肉

- **调味品**

花椒、胡椒、麻油、茴香、沙茶酱、咖喱、芥末、花生油

- **其他**

咖啡、酒

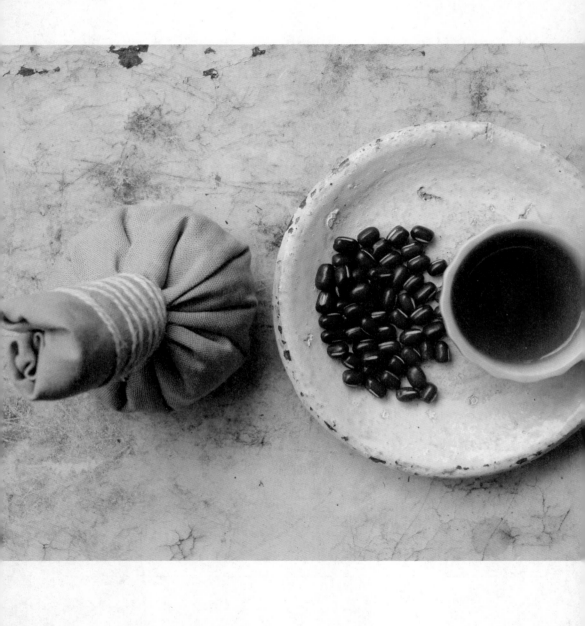